冯世纶经方医论

冯世纶　著

中国中医药出版社

·北 京·

图书在版编目（CIP）数据

冯世纶经方医论 / 冯世纶著 . —北京：中国中医药
出版社，2020.6（2024.11重印）

ISBN 978-7-5132-6173-9

Ⅰ . ①冯… Ⅱ . ①冯… Ⅲ . ①经方—研究
Ⅳ . ① R289.2

中国版本图书馆 CIP 数据核字（2020）第 049711 号

中国中医药出版社出版

北京经济技术开发区科创十三街 31 号院二区 8 号楼
邮政编码　100176
传真　010-64405721
河北品睿印刷有限公司印刷
各地新华书店经销

开本 710×1000　1/16　印张 11.25　字数 180 千字
2020 年 6 月第 1 版　2024 年 11 月第 3 次印刷
书号　ISBN 978 - 7 - 5132 - 6173 - 9

定价　48.00 元
网址　www.cptcm.com

服 务 热 线　010-64405510
购 书 热 线　010-89535836
维 权 打 假　010-64405753

微信服务号　**zgzyycbs**
微商城网址　**https://kdt.im/LIdUGr**
官 方 微 博　**http://e.weibo.com/cptcm**
天猫旗舰店网址　**https://zgzyycbs.tmall.com**

如有印装质量问题请与本社出版部联系（010-64405510）
版权专有　侵权必究

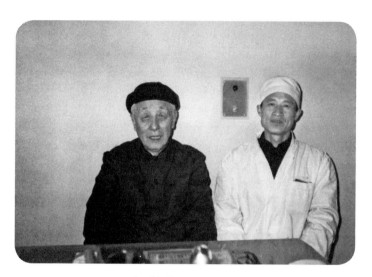

胡希恕与冯世纶合影

  注：胡希恕先生率先提出张仲景书与《黄帝内经》无关，冯世纶教授明确提出中医有两大医学体系。

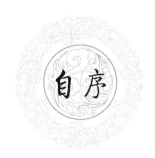

自序

　　近来出现经方热,"有病找经方",是因经方不但有丰富的治病验方,更重要的是有其科学的理论体系。

　　考证中医史可知,自医巫分家,大约在上古神农时代,中医就形成了医经和经方两家。两家形成的主要原因,是原创思维理论的不同。即经方主要理论是八纲,辨证主要依据症状反应;医经主要理论是脏腑经络、五行六气,辨证主要侧重于病因。遗憾的是,由于历史上的诸多原因,出现了"以经释论"的误读传统,遂致认识经方理论混乱不清。也因此引起有志于经方医学研究者的质疑和探讨,形成经方热浪潮。

　　道法自然。本人自一踏入中医之门,就卷入这一浪潮。又有幸继承胡希恕先生学术思想,近60年来一直致力于经方的临床应用及研究、教学,通过整理胡希恕先生的临床验案,研究《伤寒论》的笔记、讲课录音等,并吸取前人及近代研究资料,在国内外期刊、杂志、报纸等发表多篇学术文章。胡希恕先生提出仲景书本与《内经》无关,《伤寒论》的六经来自八纲,本人则进一步考证,经方是原创思维理论体系,认为仲景学说继承了《神农本草经》《汤液经》

一脉，与《内经》学术理论明显不同，明确提出：中医自古就存在两大医学理论体系，即以《内经》为代表的医经体系和以《伤寒论》为代表的经方体系。更进一步明确半表半里是产生六经的关键，探讨了半表半里的形成及实质，阐明了经方理论体系的形成，出版《经方传真：胡希恕经方理论与实践》《经方方证传真》《经方医学：六经八纲读懂伤寒论》等书，引起国内外中医界的关注。

胡希恕经方医学强调经方治病，依据症状反应辨证，先辨六经，继辨方证，求得方证对应治愈疾病。反复强调辨六经、辨方证的重要性，并重视痰饮、瘀血、食积等病理因素的影响，揭示了经方原创思维理论的实质，团队的研究论文及论著，启示众人读懂《伤寒论》，并正确指导临床治病，使业内人士广受其益。

本书收集了本人多年来在不同期刊、杂志、报纸等发表的学术文章，通过整理、归类、分析，总结为四个部分，分别为六经八纲论、方证辨证论、经方源流论、半表半里论，试图展现在不同时期、不同阶段对经方的不同认识，展示了本人渐渐形成的经方学术思想，为我们更好地继承、发扬"胡希恕经方医学体系"提供经验教训，期待后学者更好地继承和弘扬经方医学，再创中医经典的辉煌。

陆渊雷曰："学问与年俱进，今以为是者，安知他日不以为非？订正宁有止境。"敬请广大同仁提出宝贵意见，不断修订完善，共同把经方医学提升到一个新境界。

冯世纶

2020 年 3 月

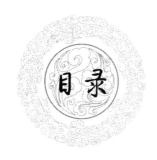

目录

第一章　六经八纲论

第二章　方证辨证论

第三章 经方源流论

第四章　半表半里论

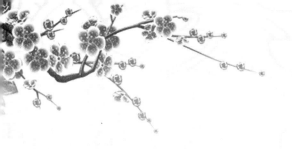

第一章　六经八纲论

第一节　经方的辨证论治体系

辨证论治，又称辨证施治，为指导以方药治病的科学理论体系，它是我们历代祖辈于长期的疾病斗争实践中总结出来的。经方发展至《伤寒论》已经形成了完整的、独特的理论体系，它是不同于脏腑经络辨证的独特辨证论治体系。

一、经方六经辨证论治的主旨

《伤寒论》以六经分篇，后世注家因有六经之辨只限于伤寒的说法。其实六经即来自于八纲，乃万病的总纲，为便于说明，先从八纲谈起。

1. 八纲

八纲，是指表、里、阴、阳、寒、热、虚、实而言。其实表、里之中还应有半表半里，这样说来本应是九纲，由于言表、里，即含有半表半里在内的意思，故习惯常简称之为八纲，现在依次说明。

表、里和半表半里：是病情反映的病位。

表，指体表，即由皮肤、肌肉、筋骨等所组成的机体外在躯壳，则谓为表。若病邪集中反映于此部位时，即称之为表证。

里，是人体的极里，即由食道、胃、小肠、大肠等所组成的消化管道，则谓为里。若病邪集中反映于此部位时，即称之为里证。

半表半里，是指表之内、里之外，即胸腹两大腔间，为人体诸脏器所在之地，则谓为半表半里。若病邪集中反映于此部位时，即称之为半表半里证。

需要说明的是，表、里、半表半里三者，为固定的病位反映，即是说，不论什么病，就其病位反映来说，或为表，或为里，或为半表半里，虽亦有时其中二者或三者同时出现，但绝不出三者之外。这里必须强调：此处所说的病位，是指病邪反映的病位，不要误认为是病变所在的部位。就是说，即使是病变在里，但病邪集中反映于体表，即称之为表证或称之为邪在表、病在表。同理，虽病变、病灶在表，但病邪集中反映于人体里位，即称之为里证，或称之为邪在里、病在里。余则同此，不再赘述。

阴和阳：指病变的性质。阴即阴性，阳即阳性的意思。人若患了病，正邪相争，一般会影响人体功能，首先是代谢功能的改变，而其改变，不是太过，便是不及。如其不及，则患病人体必然有衰退的、消沉的、抑制的等一系列不及的病证反映出来，即称之为阴证。如其太过，则患病人体必然有亢进的、发散的、兴奋的等一系列太过的病证反映出来，即称之为阳证。故疾病虽复杂多变，但概言其证，不为阳，便为阴。

寒和热：从症状的性状来分类则有寒、热两种，寒即寒性，热即热性的意思。若患病人体反映为寒性的证候者，即称之为寒证；反之，若患病人体反映为热性的证候者，即称之为热证。

基于以上阴阳的说明，则寒为不及，当亦阴之属，故寒者必阴；热为太过，当亦阳之属，故热者必阳。不过这里要特别指出，寒热是具有特性的阴阳，若泛言阴则不一定必寒，若泛言阳，则不一定必热。故病有不寒不热者，但绝无不阴不阳者。

虚和实：虚指人虚、正气虚；实指病实、邪气实。病还未解而人的精力、正气已有所不支，人体的反应显示出一派虚衰的形象者，即称之为虚证；病势在进而人的精力、正气亦不虚，人体的反应显示出一派充实的病证者，即称之为实证。

基于以上的说明，则虚实当和寒热一样，同是一种具有特性的阴阳。不过寒热有常，而虚实无常。寒热有常者，即如上述，寒者必阴，热者必阳，在任何情况下永无变异之谓。但虚实则不然，当其与寒热交错出现时，则反其阴阳，故为无常。如虚而寒者，当然为阴，但虚而热者，反而为阳；实而热者，当然为阳，但实而寒者，反而为阴。所谓阳证，可有热、实、亦热亦实、不热不实、热而虚者；所谓阴证，可有寒、虚、亦寒亦虚、不寒不虚、寒而实者。

2. 六经

六经是指太阳、阳明、少阳的三阳和少阴、太阴、厥阴的三阴而言。《伤寒论》虽称之为病，其实即是证，而且是来自于八纲。兹先就其相互关系述之于下。

以上八纲所述，表、里、半表半里三者，均属病位的反映。则所谓阴、阳、寒、热、虚、实六者，均属病情的反映。临床实践说明，病情必反映于病位，而病位因有病情的刺激而产生反应，故无病情则无病位，无病位则无病情，所谓表、里、半表半里等证，同时都必伴有阴、阳、寒、热、虚、实的症状。同理，则阴、阳、寒、热、虚、实等证，同时亦都必伴有表、里、半表半里的病位反映。由于寒、热、虚、实从属于阴阳，故在每一病位上，均当有阴阳两类不同的反映，这样三乘二为六，即病见之于证的六种基本类型，即所谓六经者是也，其相互关系可如表1所示。

表 1 病位、病情与六经

六经	八纲	
	病位	病情
太阳	表	阳
阳明	里	阳
少阳	半表、半里	阳
太阴	里	阴
少阴	表	阴
厥阴	半表、半里	阴

由表 1 可看出，六经的实质即是表、里、半表半里、三阳、三阴等六类证型。即经方在发展至《汤液经》《伤寒论》时"方以类聚，物以群分"自然形成六类证型，遂称之为六经。然此确实与经络无关，反复分析仲景全书，贯穿着八纲辨证精神，六经辨证即八纲辨证，六经名称本来可废，不过本文是通过仲景书以阐明，为便于读者对照研究，因仍沿用之。如以上所述，病之见于证，必有病位，复有病情，故八纲只具抽象，而六经乃有定型，因此《伤寒论》于各篇均有概括的提纲，今照录原文，并略加注释如下。

第 1 条（《伤寒论》赵开美本序号，以下同）："太阳之为病，脉浮，头项强痛而恶寒。"

注解：太阳病，即表阳证，它是以脉浮、头项强痛而恶寒等一系列的证候为特征，即是说，无论什么病，若见有以上一系列的证候者，即可确定为太阳病，便不会出错。

按：这里应当注意到，太阳病的提纲是以临床证候为据，不是以经络走向、分布为据，更与肺主表无关系，用经络脏腑注解当谬，令人费解。

第 180 条："阳明之为病，胃家实是也。"

注解：阳明病，即里阳证。胃家实，指病邪充实于胃肠之里，按之硬满而有抵抗和压痛之感。胃家实为阳明病的主要特征，故凡病胃家实者，即可判明为阳明病。

按：阳明病也是以证候为提纲，不是以经络为准绳。更为突出的是，提纲强调胃家实，而脏腑经络的阳明病要包括胃家虚、胃家寒等。而在《伤寒论》全书中胃虚、胃寒不属阳明病。

第 263 条："少阳之为病，口苦、咽干、目眩也。"

注解：少阳病，即半表半里的阳证，它是以口苦、咽干、目眩等一系列证候为特征的，凡病见此特征者，即可明确辨证为少阳病。

按：口苦、咽干、目眩，本是肝胆疾病的部分症状，但作为半表半里阳证，它有广泛的概括意义，咽炎、肺炎、胃肠炎、心脑疾病等急、慢性病常出现此类症状。

第 273 条："太阴之为病，腹满而吐，食不下，自利益甚，时腹自痛。若下之，必胸下结硬。"

注解：太阴病，即里阴证。它是以腹满而吐、食不下、自利益甚、时腹自痛等一系列的证候为特征的，凡病见此特征者，即可明确辨证为太阴病。此腹满为虚满，与阳明胃家实的实满有显著区别，若误为实满而下之，则必致胸下结硬之变。

第281条："少阴之为病，脉微细，但欲寐也。"

注解：少阴病，即表阴证。这是对照太阳病说的，意思是说，若在表的证看似是太阳病（有头痛、恶寒等）而见脉微细，并其人但欲寐者，即可明确判定为少阴病。

第326条："厥阴之为病，消渴，气上撞心，心中疼热，饥而不欲食，食则吐蛔，下之利不止。"

注解：厥阴病，即半表半里阴证。它是以消渴、气上撞心、心中疼热、饥而不欲食、食则吐蛔等一系列证候为特征的，凡病见此特征者，即可明确判定为厥阴病。半表半里证不可下，尤其阴证更不可下，若不慎而误下之，则必致下利不止之祸。以上注解，只就原文略明大意。

二、六经治则简介

此所谓治则，即通过六经八纲辨证的施治准则，今分述如下。

太阳病：由于证在表，宜发汗，不可吐下，如桂枝汤、麻黄汤、葛根汤等，均属太阳病的发汗法剂。

少阴病：此与太阳病虽均属表证而宜汗解，但发汗必须配伍附子、细辛等温性亢奋药，如桂枝加附子汤、麻黄附子甘草汤、麻黄附子细辛汤等，均属少阴病发汗法剂。

阳明病：热结于里而胃家实者，宜下之；但热而不实者，宜清热。下剂如承气汤，清热如白虎汤。若胸中实者，则宜吐，不可下，吐剂如瓜蒂散。

太阴病：里虚且寒，只宜温补，汗、下、吐均当禁用。如理中汤、四逆汤等，均属太阴病的温补法剂。

少阳病：半表半里证，法宜和解，汗、吐、下均非所宜。如柴胡剂、黄芩汤等，均属少阳病的解热和剂。

厥阴病：此虽亦属半表半里证宜和解，但须和之以温性强壮药。如柴胡桂枝干姜汤、乌梅丸等均属之。

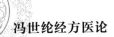

寒者热之，热者寒之：寒者热之者，谓寒证，治宜温热药以祛其寒，如以干姜、附子、乌头等配剂，均属温热祛寒药。热者寒之者，谓热证，治宜寒凉药以除其热，如以栀子、黄芩、黄连、石膏等配剂，均属寒凉除热药。

虚者补之，实者攻之：虚者补之者，谓虚证，宜用强壮药以补其不足，汗、吐、下等法均当严禁，如炙甘草汤、建中汤、肾气丸等均属补虚剂。实者攻之者，谓实证宜以汗、吐、下等法彻底攻除其病邪，如麻黄汤、承气汤等，均属攻实剂。

三、辨方证

辨方证，是经方及《伤寒论》辨证论治的主要特点。六经和八纲虽然是辨证的基础，并于此基础上即可制定施治的准则，不过若说临床实际的应用，这还是远远不够的。例如太阳病依法当发汗，但发汗的方药很多，是否任取一种发汗药即可用之有验呢？我们的答复是：不行！绝对不行。因为中医辨证不只是辨六经和八纲而已，而更重要的是，还要通过它们再辨方药的适应证，必须"病皆与方相应"。辨方证是六经八纲辨证的继续，即辨证的尖端，中医治病有无疗效，其关键就在于方证辨证是否正确。

四、经方辨证论治的实质

辨六经，析八纲，再辨方证，以至施行合适方剂的治疗，这便是经方治病的"方法"，此即完整的经方辨证论治体系，有如以上所述。不过这种治病方法的精神实质是什么？还有待进一步探讨。

基于之前对六经八纲的说明，可得出这样的结论：不论什么病，而患病人体的反映，在病位则不出表、里、半表半里，在病情则不出阴、阳、寒、热、虚、实，在类型则不出于三阴三阳。验之于临床实践，皆科学应验。所谓六经八纲者，其实是患病人体一般的规律反映。中医经方辨证即以它们为纲，中医施治，也是通过它们而制定施治的准则。故可肯定地说，中医经方的辨证论治，其主旨，是于患病人体反映出的症状上，讲求疾病的通治方法。接下来仅以太阳病为例分析。

太阳病并不是一种个别的病，而是以脉浮、头项强痛而恶寒等一系列的证候为特征的一般（普遍性的）的证。如感冒、流感、肺炎、伤寒、麻疹等，于初发病时，经常出现太阳病之证，中医即依治太阳病的发汗方法治之，则不论原发的是什么病，均可彻底治愈。就是说各种不同的病，当反映出的症状为太阳病证时，依治太阳病证的同一发汗方法，而能治愈各种基本不同的病，这一规律反映，体现了疾病的"通治方法"。简而言之，经方辨证论治是于患病人体一般的规律反映的基础上，而适应整体，讲求疾病的通治方法。众所周知，中医常以一方治多种病，而一种病常须多方治疗，即这种治疗方法的有力证明。

再者，要理解经方辨证论治的实质，必须弄清患病人体，为何会有六经八纲这样一般的规律反映才行。基于唯物辩证法"外因是变化的条件，内因是变化的依据，外因通过内因而起作用"这一普遍真理，则患病人体之所以有六经八纲这样一般的规律反应，其主要原因，不是由于疾病的外在刺激，而是由于人体抗御疾病机制的内在作用。众所周知，冬季天寒则多溺，夏季天热则多汗。假如反其道而行之，人于夏时当不胜其热，而于冬时将不胜其寒，此皆人体抗御外来刺激的妙机。若论疾病的侵害，则远非天时的寒热所能比，人体自有以抗御之，又何待言！中医谓为正邪交争者，意即指此，屡有不治即愈的病，均不外于正胜邪却的结果。不过往往由于人体正气的有限，人体虽不断斗争，而病终不得解，所谓"邪之所凑，其气必虚"，于是正邪相拒的存在，亦随时以症状、证的形式反映出来。所谓表证，即是人体欲借发汗的机转，从体表以解除其病的反映。所谓里证，即是人体欲借排便或涌吐的机转，自消化管道以解除其病的反映。所谓半表半里证，即是人体欲借诸脏器的功能协力，自呼吸、大小便、出汗等方式以解除其病的反映。此为基于人体的自然结构，对病邪斗争的有限方式，通过表、里、半表半里规定了凡病不逾的病位反映。若人体的功能旺盛，则有阳性的一类证反映于病位；若人体的功能沉衰，则有阴性的一类证反映于病位。用一句话来解释，疾病侵犯人体，人体即与之斗争，疾病不除，斗争不已，所反映出的症状表现为六经八纲持续地见于疾病的全过程，成为凡病不逾的一般规律反映。

《素问·评热病论》曰："今邪气交争于骨肉而得汗者，是邪却而精胜也。精胜则当能食而不复热。复热者，邪气也。汗者，精气也，今汗出而辄复热者，是邪胜也，不能食者，精无俾也。病而留者，其寿可立而倾也。"此段大意是说，今邪气与精气、正气交争于体表的骨肉间，此原是人体欲借以发汗的机转而解除病邪，故一般来说能得汗出者，大都是病邪却而精气胜。精气来自谷气，化生于胃，如果精气充足，则其人当能食。邪气使人发热，如果邪气退却，则必不复热，若复热，为邪气还在，汗出，为精气外越，今汗出且发热，显然是邪胜而精亡，而不得谓为邪却而精胜也。若更不能食，则精气断绝而邪气独留，故不免于死。

《伤寒论》第9条："血弱气尽，腠理开，邪气因入，与正气相搏，结于胁下，正邪分争，往来寒热，休作有时，嘿嘿不欲食，脏腑相连，其痛必下，邪高痛下，故使呕也，小柴胡汤主之。"

这一条是说，伤寒初作，则邪气与精气交争于骨肉，即太阳病在表的一般病理过程。若精气已不足拒邪于外，则退而卫于内。以是则体表的血弱气尽，腠理遂不密守而开，邪乃乘虚入于半表半里，与正气相搏，结于胁下，因而胸胁苦满，这就进入少阳病的病理阶段了。正邪分争，即正邪相拒的意思。正进邪退，病近于表则恶寒，邪进正退，病近于里则恶热，故往来寒热。分争时则寒热交作，否则寒热亦暂息，故休作有时。热邪郁集于胸胁，故嘿嘿不欲饮食。胸胁之处，上有心肺，旁及肝脾，下接胃肠，故谓脏腑相连。邪热激动胃肠中的水气，则腹痛。邪高于胸胁之上，而痛在胃肠之下，故使其人欲呕，此宜小柴胡汤主之。

按：以上《素问》一段虽是论阴阳交的死证，但与表证时人体欲汗的抗病机制同理，尤其对或精胜或邪胜的阐述均颇精详。《伤寒论》一段，是说太阳病自表传入半表半里，亦由于人体抗病机制的改变所致。古人对于疾病的体验，达到如此精深境界，正所谓实践出真知也。

六经八纲的来历既明，对照前述的治则，显而易见，则中医的辨证论治，恰为适应人体抗病机制的一种"道法自然"的原因疗法，其所以有验自非偶然。为证明所言非虚，再以太阳病证为例释之。太阳病是以脉浮、头项强痛而恶寒等一系列证候为特征的，今就这些证候分析如下。

脉浮：这是由于浅在动脉的血液充盈所致。

头项强痛：因为人体上部血液充盈的程度为甚，故在上的头项部，更感有充胀和凝滞性的疼痛。

恶寒：体表的温度升高，加大了与外界气温的差距，故觉风寒来袭的可憎。

由于以上的证候分析，正足以说明：人体已把大量体液和邪热，驱集于上半身广大的机体表面，欲汗出而不得汗出的一种状态。太阳病的治则是发汗，这不正是适应人体欲汗出的病机，而达到汗出的"道法自然"的原因疗法吗？由以上可看出，适应人体的抗病机制的治疗，可以说是最理想的一种顺应自然疗法，中医经方的辨证论治，是根据疾病在人体所反映的症状，用八纲分析，而用相适应的方药治疗"病皆与方相应"的医疗体系。

（原载于《中国中医药报》，2002 年第 17 卷第 9 期）

第二节　症状反应是经方辨证的主要依据

经方辨证论治起源于神农时代的用药、方证经验总结，基础理论是八纲，经历代用药、方证经验的积累，大约在汉代，认识到病位不但有表证和里证的不同，还有半表半里的不同，因而由八纲发展为六经辨证论治体系。

经方辨证的主要特点是依据症状反应，以八纲理论为基础，先辨六经，继辨方证（兼顾食、水、瘀血等病因辨证），辨用相对应的药物治疗，做到方证对应而治愈疾病。

近来中医界热议辨证论治，各述高见，获益匪浅，有所启发，深感有必要先探明经方辨证论治的概念和特点，以理清对中医辨证论治的认识。

一、经方辨证主要依据症状反应

中医的辨证论治，亦称辨证施治，有人认为两者意同，有人认为两者意异，著名经方家胡希恕先生赞同用辨证施治，其主要原因是针对后世注家以

"论"字做文章的浮华论述，正如章太炎指出的"金元诸家及明清诸家，文章开头即以五行、运气笼罩论述""假借运气，附会岁露，以实效之书变为玄谈"（见《章太炎全集（八）》）。因此，胡老认为以"辨证施治更较朴实些"。实际用辨证论治也好，用辨证施治也好，关键是结合临床正确理解、运用辨证论治，不能以论治为玄谈。

章太炎谓："医师之能，本在疗治，非专在防卫也……凡事虚拟其理，不如实征其状。"强调中医旨在治病，而治病主要依靠患者症状，即胡希恕所称之"症状反应"。"症状反应"是胡希恕读《伤寒论》，分析《神农本草经》《汤液经》所提出的概念。人体之所以患病取决于正邪相争，经方辨证与《黄帝内经》（以下简称《内经》）对疾病认识最显著不同之一，是"不用五运六气"，不是辨所受外邪是风、寒、燥、湿、热等，而是依据正邪相争患病后所出现的症状，如夏日炎热，常见汗出受凉而病，若发热，恶寒，脉浮紧，辨证为太阳伤寒证；若发热，汗出，恶风，脉浮缓者，辨证为太阳中风证；若发热，汗出不恶寒而恶热，口渴者，辨证为阳明里热证；若发热，口苦，咽干，寒热往来者，则辨证为半表半里少阳证等。

对此，章太炎曾探讨指出："伤寒、中风、温病诸名，以恶寒、恶风、恶热命之，此论其证，非论其因，是仲景所守也……盖迩之不言病起于风、寒、热，远之又不言病起于苛毒腐余，独据脉证以施治疗，依其术，即投杯而卧者，何也？病因之说不必同，其为客邪则同。"

"症状反应"，不但是经方辨证的主要依据，而且亦是中医治病及理论形成和发展的主要特点。对此，胡希恕先生特别强调："中医治病，之所以辨证而不辨病，是与它的发展历史分不开的，因为中医发展远在数千年前的古代，当时既没有进步科学的依据，又没有精良器械的利用，不像近代西医面向病变的实质和致病的因素进行诊断和治疗，只有凭借人们的自然官能，于患病人体的症状反应，探索治病的方法，总结前人的经验，经实践反复检验，不但促进了四诊的进步、药性的理解和方剂的配制，而且对于万变的疾病，亦终于发现了一般的规律反应，并于此一般规律反应的基础上，试验成功了通治一般疾病的种种验方，所谓《伊尹汤液经》即集验方的最早典籍。"（《胡希恕讲伤寒论》）

这里明确指明了中医经方的辨证论治不是辨病论治，因为经方的治病经验总结，主要来自于症状反应、方证经验总结，不是来自于辨病治疗总结。也就是说，经方是由症状反应总结的科学理论，经方辨证主要依据症状反应。

二、经方辨证所用理论由八纲发展而来

山东中医药大学李心机教授指出："尽管业内的人士都在说着《伤寒论》，但是未必都认真地读过和读懂《伤寒论》。"这是因为《伤寒论》研究史上的"误读传统"。误读传统有诸多原因，不了解经方发展史、未认清经方的主要理论是重要原因之一。

《汉书·艺文志·方技略》是这样记载经方的："经方者，本草石之寒温，量疾病之浅深，假药味之滋，因气感之宜，辨五苦六辛，致水火之齐，以通闭解结，反之于平。及失其宜者，以热益热，以寒增寒，精气内伤，不见于外，是所独失也。"显示了经方以八纲为基础理论，叙述症状用八纲，用药理念用八纲。分析《伤寒论》《汤液经》《神农本草经》所记载的症状及用药依据，所用理论俱是八纲。值得注意的是，从《伤寒论》许多方证看，其辨证主用八纲外，还兼用了痰饮、气血、宿食、瘀血等病因辨证，如小青龙汤方证的外邪里饮；桂枝茯苓丸的久有瘀血等。需要说明的是，汉代之前的《神农本草经》《汤液经》只有八纲概念，至东汉才由八纲发展为六经辨证理论体系。

应当指出的是，经方在发展过程中，受到过多次的干扰，章太炎曾对陈存仁说过含意深长的话："中国医药，来自实验，信而有征，皆合乎科学，中间历受劫难，一为阴阳家言，掺入五行之说，是为一劫；次为道教，掺入仙方丹药，又一劫；又受佛教及积年神鬼迷信影响，又受理学家玄空推论，深文周内，离疾病愈远，学说愈空，皆中国医学之劫难。"因而亦高度称赞《伤寒论》为"吾土辨析最详"之著作，认为"中医之胜于西医者，大抵《伤寒》为独甚"，并指出其主要原因是"不用五行六气"，而主要用八纲。章太炎的研究对我们认识中医史、经方医学史有重大参考价值。

由《伤寒论》全书看，经方的理论主要是八纲和由八纲发展成六经辨证理论，临床主要是以八纲分析患者出现的症状，辨清六经所属，进一步结合痰饮、瘀血、津液、阳气、饮食、积聚等病因理论，辨清具体的方证，从而落实具体的方药，这即是经方辨证论治的辨八纲、辨六经、辨方证及方证对应

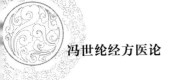

理论。

三、经方辨证论治是应用方证的经验总结

经方辨证论治的起源，当追溯于上古神农时代先民们日常生活中对大自然的认识，即用八纲（表、里、寒、热、虚、实、阴、阳）认识疾病、药物等。八纲是神农时代的基本常识。那时虽没有文字，但这些认识经口传心授留传于后世，待有文字后即被记载下来，其代表著作即《神农本草经》，该书记载的365味药，实是经方发展史上的单方方证。由单方方证进一步发展，出现了复方，记载复方方证经验的代表著作是《汤液经》，其主要理论是八纲。发展至汉代，对病位概念进一步细化，即"量疾病之浅深"，由表、里增加了半表半里概念，因而产生了完善的六经辨证理论，其代表著作即《伤寒论》。

从经方发展史可知，经方辨证论治的形成，实际是临床应用方证的经验总结，即由单方方证发展至复方方证，并由于方证的经验积累，理论应用由八纲辨证发展至六经辨证。

（原载于《中国医药学报》2010年11月24日第004版"学术与临床"）

第三节　经方解表识未了（上）

在校时读过《伤寒论》，病在表，治用发汗解表，这是简单之理，自认为早已明白。但随着临床见证增多，反复读经典，反复临床，渐感到对表证的认识远未到位，对表证的治疗远未理解。

记得学生时期，初次跟随宋孝志老师实习，用小青龙汤治疗喘咳不得卧，显效，非常惊喜，并以此习作论文题为《小青龙汤能用于无表证的喘证吗？》。具体病例是：患者男性，27岁，自幼患咳喘病，15岁以后加重，经西医多方诊治无效。来本院进行中医治疗亦已2个月，前医以宣肺、润肺化痰方药多治无效，用黑锡丹（补肾纳气），亦不见效果。刻下症：喘咳重，不能平卧，不得已吞服麻黄素、氨茶碱以平喘。胸胀满闷，气短，痰不易咯出，吐白泡沫清痰，自感周身冷，小便频数，张口则口水流出，苔厚腻黄滑，脉沉细滑数，哮鸣音（+++）。

因患者满口涎水，故语言不清，却不时自语，服热药后吐黄痰，则症可愈，若痰咯不出，将憋死矣！精神消沉，痛苦万状。当时虽课堂学习过《伤寒论》，但以脏腑经络辨证为主，辨证为脾肾阳虚，痰饮内阻，肾不纳气，肺气失宣，用小青龙汤：麻黄三钱（泡去上沫），桂枝木三钱，五味子三钱，半夏四钱，细辛三钱，干姜三钱，白芍三钱，炙甘草三钱治疗。服药 3 剂感身热，吐痰爽快，喘减已能平卧睡觉，服一月，咳喘缓解。因认为患者是慢性长期咳喘，不属外感，温阳化饮，补肾宣肺而取显效，认为小青龙汤证无表证。如今认识到，实际是对经方理论"表"的概念认识模糊。

通过反复读《伤寒论》后，渐知经方理论的"表"与时方理论的"表"是不同的，《伤寒论》大量内容是讲病在表或在里，治疗讲可汗、不可汗、可下、不可下，是经方治病的主要特点，正如《汉书·艺文志》所述："经方者，本草石之寒温，量疾病之浅深，假药味之滋，因气感之宜，辨五苦六辛，致水火之齐，以通闭解结，反之于平。"至此，对表证概念有所认识，尤其读到《伤寒论》第 41 条："伤寒，表不解，心下有水气，干呕、发热而咳，或渴，或利，或噎，或小便不利、少腹满，或喘者，小青龙汤主之。"认识到小青龙汤方证是有表证的，对经方的表证引为注意。

实际历代医家对表证存有疑惑，如许叔微认为："仲景论表证，一则桂枝，二则麻黄，三则青龙。桂枝则治中风，麻黄治伤寒，青龙治中风见寒脉，伤寒见风脉。此三者人皆能言之，而不知用药对证之妙处，故今之医者多不喜用，无足怪也。"由于对六经实质认识不清，而对表证的证治认识模糊，故对表证证治把握的不是十分准确。胡希恕先生提出，经方治病是先辨六经，继辨方证，但怎样辨识表证的证治，怎样认识《伤寒论》和《金匮要略》中的方证六经所属，尚须不断探讨。

有关专著难得寻觅，只得从仲景书中探索，此前作为学习笔记，不揣冒昧撰写了《解读张仲景医学》。通过习作，不但进一步认识了六经、认识了各方证，更重要的是加深了对表证的认识。如在太阳病（表阳证）篇，归类为 53

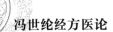

个方证，是以太阳病归类，即方以类（六经证）聚，方证同条，统观这些方证可看出：其方剂的组成以桂枝和麻黄多见，其主要功能为发汗解表，其主要适应证为表阳证，即太阳病。进一步分析发现，这些方剂分为两大类，即以桂枝汤加减化裁的方剂和以麻黄汤加减化裁的方剂，其适应证为有汗出的中风证和无汗出的伤寒证。又从桂枝汤类方证和麻黄汤类方证比例构成来看，桂枝汤类方证为 33 个，麻黄汤类方证为 13 个，桂枝汤类方证明显多于麻黄汤类方证，这说明太阳病表阳证以表虚中风为多见，不但见于天行热病、急性病，而更多见于慢性病，故张仲景把桂枝汤方证列于全书之首。

不过要说明的是，不论是什么病，不论是急性病或慢性病，不论是内伤或外感，当病在表，表现为单纯的桂枝汤证或麻黄汤证是较少见的，而多见合并证，或表里或半表半里合病、并病，或合并痰饮、水湿、瘀血等，主要表现为大青龙汤、麻杏石甘汤、桂枝二越婢一汤、小建中汤、桂枝人参汤、柴胡桂枝汤、麻黄加术汤、苓桂术甘汤、桂枝茯苓丸等方证。仲景在《伤寒论》中有关桂枝汤和麻黄汤加减的方证还有许多，虽有关表证太阳病的治疗，但为了便于了解其主治和六经病的概念，未列入太阳病篇解读，而放在相应的篇章中，如桂枝加芍药汤、桂枝加大黄汤方证，为太阳阳明合病，放于太阴病篇；如五苓散方证，为太阳阳明太阴合病，麻黄连翘赤小豆汤方证，为太阳阳明合病，皆放于阳明病篇；当归四逆汤，为太阳太阴合病，放于厥阴病篇。习作《经方六经类方证》以六经归类分篇，亦未把这些方证都归太阳病，而放在相应的篇章中。这里也可体验到，仲景及史前医家，是通过"方以类聚，物以群分"而总结出六经证治规律。解读本篇的方证可看到，所谓太阳病，不是指太阳经络（脉）病或某一脏腑病；不是指特定的病，而是各种疾病常见的一般的证。它经常以脉浮、头项强痛而恶寒等一系列症状反映出来，而表现出一定的特征，即病位在表而病性属阳，呈表阳证，这也是太阳病的实质，其治疗原则是发汗解表。与太阳病相类的是少阴病，治疗时亦须发汗解表，但因属虚寒表证，故须强壮发汗解表。

另外，还有生姜、葱白、苏叶、葛根、蜀椒、黄芪等组成的解表剂，其适应治疗方证亦属太阳病证或少阴病证。《伤寒论》记载单纯的表证时介绍了太阳病和少阴病的不同，还介绍了里证与半表半里证的不同，这些有关表证的证，不但存在于仲景书中，亦广泛见于临床上。

（原载于《中国中医药报》2012 年 6 月 14 日第 004 版"学术与临床"）

第四节　经方解表识未了（下）

通过临床的不断探索和反复阅读有关条文，笔者越来越感到认识表证的重要性，认清表证事关治疗的成败，下列两案例来介绍认识表证的重要性：

一是会诊病例：患者，女，35 岁。脘腹胀满多年，有硬块成条状，两横两竖，以肚脐为中心，成"井"字型，脐上下动悸，病重时大小便不通，导泻后大便有发热感，触诊能触到膨起的肠管，怕冷，口中和，不渴，喝水就喝热水，发病时不能喝水吃饭，小便调，大便一天一次，不成形，舌淡苔白，脉沉弦。初诊用苓桂枣甘汤和厚姜半甘参汤，无效反而加重。问其无恶寒、口干、头痛等症，告知为太阴茯苓饮方证，服之即安。这一例的经验教训是：未读懂《伤寒论》第 65 条："发汗后，其人脐下悸者，欲作奔豚，茯苓桂枝甘草大枣汤主之。"此是讲表不解气上冲，是有表证的方证；此案脐上下动悸是水饮为患，纯属太阴无表证，用桂枝解表当然不效。

二是救治干燥综合征后期病案，具体病案是：患者，女，67 岁，患干燥综合征 16 年，2011 年 4 月 15 日起常规服用泼尼松治疗。6 月 2 日出现发热，在门诊予中、西药治疗效果不佳，6 月 27 日住院治疗，诊断为干燥综合征、肺纤维化合并感染、Ⅰ型呼吸衰竭、系统性硬皮病、高血压、心包积液、青光眼等。治疗用百定粉针、硫酸依替米星、痰热清注射液、甲泼尼龙片、雷公藤总苷片、甲氨蝶呤片、立普妥、盖三淳等治疗，维生素 C、维生素 B_6 营养支持。中药以清热化痰、疏风润燥法，以清燥救肺汤、青蒿鳖甲汤加减治疗。一月后，咳嗽吐痰好转，其他症状无明显变化，仍汗出发热，体温每天波动在 37.5℃～38.5℃。院内外多次会诊，诊断为干燥综合征后期，治疗时增加激素用量、布洛芬而发热不退，患者慌恐不可终日。刻下症见：眼干，口干但欲

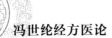

漱不欲咽，汗出身热（37.5℃～38.5℃），汗落则恶寒，全身皮肤发紧，刺痛但按之不痛，头痛，耳鸣心烦，眼干甚无泪液，每日用人工泪液10余瓶，每1～2日去眼科清除脱落角膜细胞，左舌根灼痛、溃疡，双腘拘挛，大便干3日一行，神疲乏力，四肢逆冷，舌苔光，舌质暗红，脉细弦数。

辨证为表里合病乃太阳阳明太阴合病，治以解表清里生津，服1剂，热除，大便畅，腘挛已。患者感到有生的希望，后随证治之5个月，症状及化验结果皆明显好转。同行好奇者急索其方，见是桂枝甘草龙牡加术芍汤（桂枝10克，炙甘草10克，生龙骨15克，生牡蛎15克，生白术30克，白芍30克），便怀疑其退烧之能力，不解其意。这里须细读经典联系临床，本案治验的关键：一是本案有表证，是表里同病；二是解表取微汗。

认清本案有表证甚为重要，患者发热汗出2月不退，眼干、口干、汗出身热、恶寒、全身皮肤刺痛按之不痛、头痛、耳鸣心烦。读《伤寒论》48条可明："二阳并病，太阳初得病时，发其汗……若发汗不彻，不足言阳气怫郁不得越，当汗不汗，其人烦躁，不知痛处，乍在腹中，乍在四肢，按之不可得，其人短气但坐，以汗出不彻故也，更发汗则愈。"本案汗出多、恶寒、周身皮肤刺痛、按之不痛、头痛明显，为太阳病证不罢；又据口干、烦躁明显，可知为二阳合病。其证治还可由《伤寒论》118条得到启发："火逆下之，因烧针烦躁者，桂枝甘草龙骨牡蛎汤主之。"读懂这一条是非常重要的，原文是说：本来是太阳病，病在表应以发汗解表治疗，错误的治疗反以火逆、烧针、攻下造成烦躁，主要原因是大伤人体津液，不但使症不解，还引邪入里，形成太阳阳明合病，故使人烦躁。《伤寒论》还有许多条文记载了不正确的发汗，亦致人烦躁如第29条、147条、157条。由于误治造成本方证，不论是古代还是现代临床均屡见不鲜，本例是常见典型，其特点是：长期用大量激素、布洛芬，西医谓正确治疗，而中医认为这是不正确的，大发汗使表不解而里热盛，因而症状反应为口干、眼干、心烦、发热、汗出恶寒、大便干、腘拘等，具体病情是：表不解而里热盛，并见津血虚而致腘拘挛、大便干，呈太阳阳明太阴合病的桂枝甘草龙骨牡蛎加术芍汤方证。

本案解表清里、生津血、退烧更是突出经方的特点：后世疾病分外感、内伤，致使一些人认为慢性病无表证，经方认为不但急性病有表证，而且慢性病亦有表证。头痛、恶寒、汗出发热、皮肤刺痛，为表阳证中风证，治疗必以桂枝汤类方发汗解表，治疗时不注意解表是错误的，西医用大量的布洛芬等药过度发汗，使汗大出表不解，且津伤入里，病情加重，前医不重视48条所论，用养阴清热重剂只治里，不注意解表，因而热不退。这里要特别注意的是，发汗解表要恰到好处，不能发汗太过，《伤寒论》有多处记载，反复强调不可发汗太过，如第12条桂枝汤煎服法中记载："煎取三升，去滓，适寒温，服一升……遍身漐漐微似有汗者益佳。"第35条麻黄汤煎服法："煎取二升半，去滓，温服八合，覆取微似汗。"第38条大青龙汤煎服法："煮取三升，去滓，温服一升，取微似汗。"第48条："二阳并病……如此可小发汗。"《金匮要略·痉湿暍病脉证并治》第18条："若治风湿者，发其汗，但微微似出汗者，风湿俱去也。"强调解表是"微似汗出"。本案长期大量服布洛芬，大汗出不但使表不解，而且致使里热盛津血虚，治疗这种表证，不但要小发其汗，更重要的是要同时清里热，养津血，才能使热退，并使其他症状好转。

由以上两案可知，临证识表是非常重要的，治表的主要方法是发汗，当无表证时用发汗法治疗，徒伤津液加重病情；当有表证时，不注意解表，使病情缠绵不愈，因此，必须重视表证的证治。

《伤寒论》详细记录、总结了前人有关表证证治经验，如能用心解读，心领神会，多能学以致用。但实践说明，对表证证治的认识并非易事，一者是前人文献记载不集中、不全面或不详，或传抄有误或缺乏认识，如桂枝茯苓丸只有《金匮要略·妇人妊娠病》篇一条记载，症状只强调了瘀血，其他症状很不明确，以药测证，桂枝以解表降冲逆。又如《伤寒论》第106条："太阳病不解，热结膀胱，其人如狂，血自下，下者愈。其外不解者，尚未可攻，当先解其外，外解已，但少腹急结者，乃可攻之，宜桃核承气汤。"桃核承气汤方证有表证吗？方中桂枝的作用是什么？又如乌梅丸中有桂枝、柴胡桂枝干姜汤中有桂枝，它起解表作用吗？这些都值得我们深思。对表证的认识，对药物作用的认识，对表证的治疗，古今表述并未十分明确、完善，需要后世经方医家在临床中反复总结经验，反复探讨提高认识，以逐渐完善其证治。

（原载于《中国中医药报》2012年6月15日第004版"学术与临床"）

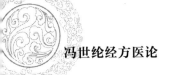

第五节　经方的表阳证（太阳病）

经方是先由方证积累，后经"方以类聚，物以群分"，渐产生八纲辨证，又发展到《伤寒论》六经辨证。六经辨证的太阳病即是表阳证，今重点探讨表阳证。

一、怎样认识表阳证（太阳病）

《伤寒论》以六经分篇，首篇即讲太阳病。判定太阳病的方法其实很简单，即主要依据提纲，即《伤寒论》第1条"太阳之为病，脉浮，头项强痛而恶寒"。但能真正认识太阳病必须明确三个问题。

首先，《伤寒论》是六经辨证而不是脏腑经络辨证。首先要明确，中国古代即有经络辨证、脏腑辨证、八纲辨证、病因辨证、六经辨证等各具特色的辨证理论，经方是从八纲辨证发展为六经辨证的理论和方法，并不是用脏腑经络理论进行辨证，因此太阳病的提纲主要提示其症状特征，并没有表明经络、脏腑关系。凡见脉浮、头项强痛而恶寒即称之为太阳病。

其次，经方是根据患者的症状而总结出的治病规律，太阳病不是指一种个别的病，并不是单指感冒、咽炎、肺炎等某一个病，而是指以脉浮、头项强痛而恶寒为特征的一般常见的证，无论什么病，若有脉浮，头项强痛而恶寒等一系列症状者，即称之为太阳病。其中的"脉浮、头项强痛"已提示太阳病属病在表的阳实之证。为了更明确其特征及与少阴病鉴别，故于第7条提出"病有发热恶寒者，发于阳也；无热恶寒者，发于阴也"，明确提出太阳病"有发热"，是告诉后人，同一病位的证分为阳证和阴证，表证也自当分为表阳证和表阴证，太阳病是表阳证，少阴病是表阴证。

第三，表阳证又据有汗、无汗分为中风、伤寒，这是很重要的，不明白中风和伤寒的含义就不能真正认识经方的方证，对经方、六经辨证的学习也就难以"登堂入室"了。因此，要明了中风和伤寒的内涵，就要解读《伤寒论》原文。《伤寒论》第 2 条"太阳病，发热，汗出，恶风，脉缓者，名为中风"，是说上述提纲的太阳病，若同时更见发热、汗出、恶风而脉按之缓弱者，则名之为中风。第 3 条曰："太阳病，或已发热，或未发热，必恶寒，体痛，呕逆，脉阴阳俱紧者，名之为伤寒。"本条是说上述提纲的太阳病，无论已发热，或未发热，必恶寒，若同时更有身体疼痛、呕逆，脉按之各部俱紧者，则名之为伤寒。按：这里指出太阳病即在表的阳证，还区分为中风和伤寒两类证，前者由于汗出而恶风，因名之为中风；后者由于无汗而不恶风或少恶风，但恶寒更甚，因名之为伤寒。不过于风曰中，而于寒曰伤，实亦不无深意。太阳病表阳证，原是人体欲借发汗的机转，自体表以解除其病，但限于自然的本能，或虽得汗出而邪反乘汗出之虚，深入于肌腠，中者中于内，名为中风者，以示在表之邪深也。若不得汗出，病邪郁集于肌表，只是不得其汗而出，伤者伤于外，名为伤寒者，以示在表之邪浅也。中风、伤寒是属于表阳证的两类证名，不要以为中风即真的中于风，伤寒即真的伤于寒。即使古人有此看法，亦不外以现象当本质的错觉。要知经方辨证是依据患病人体的症状反应总结出的理论方法。至于风伤卫，寒伤营之说，更是远离经方之旨。

总之，《伤寒论》所谓太阳病和少阴病，即同在表位的阳与阴两类不同的证。表阳证又分中风和伤寒两类证。

二、表阳证的治疗大法

病在表治当汗解，但据有无自汗分为中风和伤寒，治疗表阳证分为两大法，即自汗者必用桂枝法，无汗者必用麻黄法。随证候的出入变化，而行药物的加减化裁，因而形成以桂枝和麻黄加减变化的两大系列的解表方剂，今择其主要方证探讨如下。

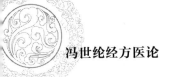

三、表阳证的常见方证

1. 桂枝汤类方证

桂枝汤源自于《汤液经》的小阳旦汤。它的组成为桂枝、芍药、甘草、生姜、大枣。它的煎服法很重要，不能忽略，这里不赘述。这里要注意它的方解。桂枝、生姜均属辛温发汗药，但桂枝降气冲，生姜治呕逆，可见二药都有下达性能，升发之力不强，虽合用之，不致大汗，并且二者均有健胃作用，更伍以大枣、甘草纯甘之品，益胃而滋津液。芍药微寒而敛，既用以制桂姜的辛散，又用以助枣草的滋津液。尤其药后少食稀粥，更有益精祛邪之妙。所以本方既是发汗解热汤剂，又是安中养液方药，也就是后世医家所谓"甘温除热"。

甘温除热之热不是一般的热，是胃气不振、津血有所伤所致之热。有关汗出身热的机理，《内经》有类似的论述。如《素问·评热病论》曰："有病温者，汗出辄复热而脉躁疾，不为汗衰，狂言不能食，病名为何？岐伯对曰：病名阴阳交，交者死也。帝曰：愿闻其说。岐伯曰：人所以汗出者，皆生于谷，谷生于精。今邪气交争于骨肉而得汗者，是邪却而精胜也。精胜则当能食而不复热，复热者，邪气也。汗者，精气也，今汗出而辄复热者，是邪胜也，不能食者，精无俾也。"这里主要是说：汗出身热是邪气盛，精气虚。汗出为精液外溢，此时邪乘虚入于肌表，正气为阳，邪气为阴，正气与邪气交争于肌表故称阴阳交。此时精气流于外，邪气入于里，故病死。桂枝汤证虽不全同于《内经》所说的阴阳交之证，但正邪交争于肌表、汗出身热的病机是相同的。桂枝汤的主要性能是甘温健胃，通过调和营卫使精气盛而表固，邪气不再入侵，故使汗止而热除，也即甘温除热的道理。而后世有的注家认为，中风是中于风邪、桂枝汤辛温发汗祛风邪，这是望文生义，片面猜测，未能理解桂枝汤本方证，更不能理解桂枝汤加减诸方证。因此，有必要解读一下有关仲景对本方证的论述。仲景对本方证的论述有很多处，这里仅举几条注解之。

如第12条："太阳中风，阳浮而阴弱，阳浮者，热自发；阴弱者，汗自出，啬啬恶寒，淅淅恶风，翕翕发热，鼻鸣干呕者，桂枝汤主之。"这里是说外为阳，内为阴。阳浮而阴弱者，谓脉有浮于外而弱于内的形象，即轻取则浮，重按则弱也。阳浮者热自发，谓脉阳浮，为发热的脉应。阴弱者汗自出，谓脉阴弱，为汗出的脉应。啬啬恶寒，谓缩缩而恶寒也；淅淅恶风，谓洒淅而恶风也。鼻鸣干呕者，表不解，气上冲也。此为太阳中风证的桂枝汤方证。

又如第 13 条："太阳病，头痛发热，汗出恶风，桂枝汤主之。"这里是说太阳病，若头痛发热、汗出恶风者，即宜桂枝汤主之。言外之意是不要以为它是中风证的专用方。按头痛发热、汗出恶风，为桂枝汤正证，凡病见之，即宜桂枝汤主之，则无不验。

又如第 15 条："太阳病，下之后，其气上冲者，可与桂枝汤，方用前法。若不上冲者，不得与之。"这里是说气上冲，为气自小腹上冲胸的一种自觉症。太阳病为在表的阳证，宜汗不宜下，误下后，其气上冲者，知病未因误下而内陷，还在表也，故可予桂枝汤，用前进食稀粥、温覆取微汗的方法解之。若气不上冲者，即病已内陷，不能给服桂枝汤。

再如第 16 条："桂枝本为解肌，若其人脉浮紧，发热汗不出者，不可与之也，常须识此，勿令误也。"这是说桂枝汤本为和解肌腠而设，与麻黄汤专为发表致汗者有别。若脉浮紧、发热、汗不出者，为表实，则宜麻黄汤发其汗解表，若误予桂枝汤，则必致实证之祸。医者常须识此，慎勿误施也。精气虚则不足以驱邪，虽得汗出，邪反乘汗出之虚，而深入肌肉之内。桂枝汤促进胃气，加强精气，使盘踞肌腠之邪，不得复留，乃得因汗而解。邪在肌，则肌不和，桂枝汤益气祛邪，而使之变和，故谓桂枝本为解肌。若精气实于表，只宜麻黄汤发其汗，则邪共汗出即治，若误予桂枝汤再益其气，则实上加实，祸变立至矣。这里也可知，仅说桂枝汤是辛温祛风邪也是不妥的。

再如第 45 条："太阳病，先发汗不解，而复下之，脉浮者不愈，浮为在外，而反下之，故令不愈，今脉浮，故在外，当须解外则愈，宜桂枝汤。"太阳病，先以麻黄汤发其汗，而病不解，医不详审所以不解其故，而复下之，若当时脉浮，病必不愈。因浮为在外，法宜汗解，而反下之，故令不愈。今脉浮，病仍在外，故须与桂枝汤解外即愈。按：汗下后，津液被伤，如表仍不解者，则宜桂枝汤解之。

又如第 53 条："病常自汗出者，此为荣气和，荣气和者，外不谐，以卫气不共荣气谐和故尔，以荣行脉中，卫行脉外，复发其汗，荣卫和则愈，宜桂枝汤。"病常自汗出者，其原因不在脉内的荣气，而在脉外的卫气不共荣气谐和

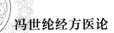

所致。荣自行于脉内，卫自行于脉外，卫失荣则不固，荣失卫则不守，故令常自汗出也，宜桂枝汤复发其汗，使荣卫和则愈。

以上是仲景有关桂枝汤的部分论述，《伤寒论》中还有很多条文，如56、91、234、276、387等条，可见桂枝汤为用于表阳证太阳病的发汗解热剂，但因药味偏于甘温，而有益胃阴、滋津液的作用，故其应用，宜于津液不足的表虚证。若体液充实的表实证，或胃实里热者，不可予之，也可知桂枝汤的作用，不能仅以辛温解表概括。有关具体的适应证，可归纳六点：①表阳证，发热汗出，恶风而脉浮弱者；②病常自汗出，或时发热汗出者；③发汗或下之，而表未解者；④有阳明病里阳证，但见脉迟，虽汗出多，而微恶寒，表未解者；⑤病下利而脉浮弱者；⑥霍乱吐利而身痛不休者。

对桂枝汤一个方证，《伤寒论》论述如此精详，后世无一可比者。可知经方主要讲的是方证，是方与证相应，即"病皆与方相应者，乃服之"，也即启示后人辨方证。而桂枝汤加减的方证论述就更多了，用于表阳证的有40多个，其适应方证在《伤寒论》有详细论述，因篇幅所限今仅述其方证要点如下。

桂枝加桂汤方，其方是桂枝汤只增加桂枝二两，其适应证为桂枝汤证而气上冲剧甚者。

桂枝加芍药汤方，其方是桂枝汤倍芍药量，其适应证为桂枝汤症见腹拘急而满痛者。

桂枝加大黄汤方，其方为桂枝加芍药汤再加大黄，其适应证为桂枝加芍药汤证又见里实拒按或大便不通者。

桂枝加葛根汤方，其方为桂枝汤加葛根，其适应证为桂枝汤证，又见项背肌肉强急者。

栝楼桂枝汤方，其方为桂枝汤加栝楼，其适应证为桂枝汤证，又见痉挛拘急症状，且有口渴、脉沉者。

桂枝加黄芪汤方，其方为桂枝汤加黄芪，其适应证为桂枝汤证更汗出恶风者。

黄芪芍药桂枝苦酒汤方，其方为桂枝加黄芪汤去姜、草、枣，其适应证为汗出恶风、汗色黄黏、口渴者。

桂枝去芍药汤方，其方为桂枝汤去芍药，其适应证为桂枝汤证又见脉促胸满者。

桂枝去芍药加茯苓、白术汤方，其方为桂枝汤去芍药加茯苓、白术，其适应证为桂枝汤证兼见小便不利者。

桂枝去芍药加皂荚汤方，其适应证为桂枝去芍药汤证而痰涎多者。

桂枝去芍药加蜀漆牡蛎龙骨汤方，其方为桂枝汤去芍药加蜀漆、牡蛎、龙骨，其适应证为桂枝去芍药汤证而有痰饮惊狂者。

桂枝甘草汤方，其方为桂枝汤去芍药、大枣而加重桂枝、甘草用量，其适应证为心下悸，欲得按而无里实证者。

半夏散及汤方，其方为桂枝甘草汤加半夏，其适应证为桂枝甘草汤表证，见咽痛、口不渴者。

桂枝甘草龙骨牡蛎汤方，其方为桂枝甘草汤加龙骨、牡蛎，其适应证为桂枝甘草汤证又见烦躁惊悸者。

防己茯苓汤方，其方为桂枝甘草汤加黄芪、防己、茯苓，其适应证为表虚伴见四肢肿者。

桂枝人参汤方，其方为桂枝甘草汤与理中汤合方，其适应证为二方合并证。

白虎加桂枝汤方，其方为桂枝甘草汤与白虎汤合方，其适应证为二方的合并证。

苓桂术甘汤方，其方为桂枝甘草汤加茯苓、白术，其适应证为头晕目眩或小便不利者。

苓桂枣甘汤方，其方为桂枝甘草汤加茯苓、大枣，其适应证为桂枝甘草汤症见脐下悸动、气上冲者。

茯苓甘草汤方，其方为桂枝甘草汤加茯苓、生姜，其适应证为桂枝甘草汤证又见心下悸者。

茯苓泽泻汤方，其方为茯苓甘草汤倍茯苓用量，又加泽泻、白术，其适应证为茯苓甘草汤证又见口渴而呕吐明显者。

苓甘五味甘草汤方，其方为桂枝甘草汤加茯苓、五味子，其适应证为桂枝甘草汤证又见咳逆上气者。

五苓散方，其方为茯苓泽泻汤去甘草，加猪苓，其适应证为表虚兼见心下停饮、小便不利者。

炙甘草汤方，其方为桂枝去芍药汤加生地、麦冬、麻仁、阿胶、人参，其

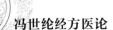

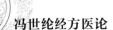

适应证为心动悸、脉结代，津血虚者。

2. 麻黄汤类方证

麻黄汤方在《汤液经》中叫小青龙汤。其煎服法也很重要，不能忽略。麻黄为强有力的发汗药，佐以桂枝更宜发汗。杏仁定喘，甘草缓急，故治太阳病表实无汗，身疼痛而喘者。仲景对本方证的论述颇详。如第35条"太阳病，头痛、发热、身疼、腰痛、骨节疼痛、恶风、无汗而喘者，麻黄汤主之"，是说太阳病，以头痛、发热、恶寒为常见症状，若有身疼、腰痛、骨节疼痛、无汗而喘者，此为表实证，则宜麻黄汤。桂枝汤证，由于自汗出，郁积于体表的体液和废物得到部分地排出，虽亦身疼痛，但不剧烈，不至迫及于肺；而麻黄汤证，由于无汗，体液和废物充盈于体表，压迫肌肉和关节，从而使身、腰、骨节无处不痛，并压迫于肺而发喘。因有自汗出和无汗的关系，遂有虚、实在表的不同反应，也是治疗时选择桂枝或麻黄的关键之处。

又如第36条："太阳阳明合病，喘而胸满者，不可下，宜麻黄汤。"这里的太阳阳明合病，当指既有发热恶寒的表证，同时又有大便难的里证言。喘为承气汤和麻黄汤的共有证，不过承气汤证为腹满而喘，而麻黄汤证为喘而胸满，故谓不可下，宜麻黄汤以发汗。这里当注意腹满而喘者，则腹满为主而喘为客，即先由于实满上迫胸膈，阻碍呼吸因而发喘，下之满自去，而喘亦自已；喘而胸满者，则喘为主而胸满为客，即先由于呼吸困难，胸腔内压增高而致胸满，发汗以平喘，则满自消。证有主从，治分表里，对于辨证至关重要。

再如第46条："太阳病，脉浮紧、无汗、发热、身疼痛，八九日不解，表证仍在，此当发其汗。服药已微除，其人发烦目瞑，剧者必衄，衄乃解。所以然者，阳气重故也。麻黄汤主之。"是说脉浮紧、无汗、发热、身疼痛为麻黄汤方证，病虽八九日不解，但表证仍在，此亦当予麻黄汤发其汗。服药已微除，谓服麻黄汤后，上述各症略减退。发烦目瞑，为病欲解而发作的瞑眩状态。剧者必衄，谓此瞑眩发作剧者又必鼻衄，但病亦必随衄而解。这里的阳气指津液而言，其所以致衄者，即因为日久不得汗出，则郁集于体表的津液过多、过重的缘故。这里当指出阳气重之表证治用辛温的麻黄汤，这显然与《内经》阳气的概念不同。古人常称津液为阳气，或简称为阳。这是经方医学体系的特点，应注意。桂枝汤证自汗出则阳气虚于表；麻黄汤证无汗出则阳气实于表。若久不得汗出则阳气愈实，因谓为重。瞑眩为服药有验的一种反应，看似惊人，少时即已，而且所病亦必随之而愈，故《尚书》有"药弗瞑眩，厥疾弗瘳"之说。病家、医家均应识此，免得临时慌张乱投医药，反而误事。

以上是关于麻黄汤方证的部分论述，如结合其他条文，可知麻黄汤的应用，以表实无汗为主，至于具体证治，可归纳为以下几点：①太阳病，头痛、发热、身疼、腰痛、骨节疼痛、恶风、无汗而喘者；②太阳阳明合病，喘而胸满者；③太阳病，脉浮紧、无汗、发热、身疼痛者；④太阳伤寒脉浮紧、不发汗因致衄者；⑤阳明病，脉浮、无汗而喘者。

由麻黄汤加减变化的方剂有 30 多个，其中用于表阳证者 18 个，其方证要点如下。

麻黄加术汤方，其方为麻黄汤加白术，其适应证为麻黄汤证而见湿痹烦痛者。

麻杏苡甘汤方，其方为麻黄汤倍麻黄去桂枝，加薏苡仁，其适应证为表阳证周身关节疼、发热身重或肿者。

麻杏甘石汤方，其方为麻黄汤去桂枝，加生石膏，其适应证为汗出而喘、口干烦满而不恶风者。

越婢汤方，其方为麻杏甘石汤去杏仁，加生姜、大枣，其适应证为外邪内热周身浮肿、脉浮、恶风者。

越婢加术汤方，其方为越婢汤加白术，其适应证为越婢汤方症见小便不利或湿痹痛者。

越婢加半夏汤方，其方为越婢汤加半夏，其适应证为越婢汤证兼见咳逆上气、两目发胀或头痛者。

甘草麻黄汤方，其方为麻黄汤去桂枝杏仁而增量麻黄，其适应证为浮肿表实无汗者。

葛根汤方，其方为桂枝汤加葛根更加麻黄，其适应证为表阳证项背强几几、无汗恶风或见下利者。

葛根加半夏汤方，其方为葛根汤加半夏，其适应证为葛根汤证兼见呕逆或下利者。

桂枝麻黄各半汤方，其方为桂枝汤、麻黄汤各二分之一合之，其适应证为表阳证发热恶寒、身痒者。

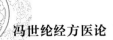

桂枝二麻黄一汤方，其方为桂枝汤二、麻黄汤一合之，其适应证为桂枝汤证多而麻黄汤证少者。

大青龙汤方，其方为越婢汤与桂枝汤合方，其适应证为桂枝汤证与越婢汤证并见者。

文蛤汤方，其方为麻杏甘石汤与越婢汤合方，其适应证为麻杏甘石汤证合并越婢汤证兼见口渴者。

小青龙汤方，其方为麻黄汤去杏仁，加芍药、干姜、细辛、五味子、半夏，其适应证为外寒里饮而致咳喘者。

射干麻黄汤方，其方小青龙汤方去桂枝、芍药、甘草、干姜，加射干、生姜、紫菀、款冬花、大枣，其适应证为小青龙汤证喉中痰鸣明显者。

麻黄连翘赤小豆汤方，其方为麻黄汤去桂枝，加生姜、大枣、生梓白皮、连翘、赤小豆，其适应证为表实无汗或身痒、身目黄者。

三黄汤方，其方为麻黄、黄芪、细辛、独活、黄芩，其适应证为关节疼痛、无汗恶寒而烦热者。

牡蛎汤方，其方为甘草麻黄汤加牡蛎、蜀漆，其适应证为疟疾寒多热少，无汗身疼者。

以上不厌其烦地列出桂枝汤和麻黄汤的加减方证，是在说太阳病的常见方证是这些方证，也就是说这些方证的组合即是太阳病。这些方证的共同特点是治疗在表的阳性证，即表阳证，也即《伤寒论》称的太阳病。从中可以领悟，由《汤液经》发展为《伤寒论》，"方以类聚"产生了六经辨证的过程。

（原载于《中国医药学报》2002 年第 17 卷第 12 期）

第六节　经方的表阴证（少阴病）

经方中的少阴病是与太阳病相对的表阴证，前已有所论述，今再论其详。

一、少阴病与六经理论概念

经方发展到《伤寒论》出现太阳病、阳明病、少阳病、太阳病、少阴病、厥阴病称谓，后世称之为六经或三阴三阳。其概念及涵义，因为历史及学术等原因做出了不同地解释。经方学家认为，论中虽称之为病，其实是证，而且来自八纲，并认为经方辨证论治的主要特点，是根据患病人体反映出的症状，以八纲分析得出辨证，再以相应的方药进行治疗。其对于八纲的说明，表、里、半表半里三者均属病位的反映，而阴、阳、寒、热、虚、实六者均属病情的反映。不过病情势必反映于病位，而病位亦必有病情的反映，故无病情则无病位，无病位则亦无病情。由于寒热虚实从属于阴阳，故反映于病位的都有阴阳两类不同病情（证候）出现，三个病位即是六种病情（证候），即在表有表阳证太阳病、表阴证少阴病，在里有里阳证阳明病、里阴证太阴病，在半表半里有半表半里阳证少阳病、半表半里阴证厥阴病，这即是《伤寒论》所称的六经。如图 1 所示。

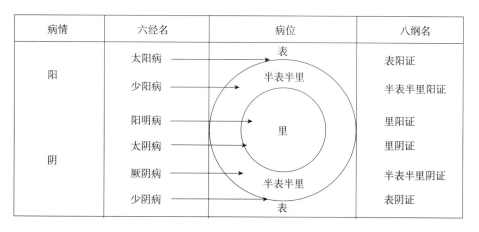

病情	六经名	病位	八纲名
阳	太阳病 →	表	表阳证
	少阳病 →	半表半里	半表半里阳证
阴	阳明病 →	里	里阳证
	太阴病 →	里	里阴证
	厥阴病 →	半表半里	半表半里阴证
	少阴病 →	表	表阴证

图 1 《伤寒论》中的六经

在《伤寒论》中，"表"指体表，即由皮肤、肌肉、筋骨等组织所组成的机体外在躯壳。表证，是指病位在表而言。病位是指病邪集中反映的部位，不是病变所在的病位，即使病变在里，但病邪集中反映于体表也称之为表证，也可称之为邪在表或病在表。根据疾病反映出的症状，在表的病位当有阴阳二种不同的证,《伤寒论》有明确说明,如第 7 条(赵开美本,以下同):"病有发热恶寒者,发于阳也;无热恶寒者,发于阴也。"山田宗俊认为此条是"就其病发之始而言,所以称发也"。又说:"所谓阴阳二字,指其人因有寒热虚实之殊,而言太阳、少阳、阳明皆属实热;少阴、太阴、厥阴皆属虚寒……其发于阳之始为太阳,发于阴之始谓之少阴。"是说人体所患疾病在表的病证可概括为两类,一类为阳实热之体,正气相对旺盛,症状反映有发热恶寒者,为在表的阳证,即太阳病;一类为阴虚寒之体,气血沉衰,反映为无发热而恶寒者,为在表的阴证,与太阳相对当指少阴病。藤平健也认为体质分为阴阳两类型,如遇感冒人体可出现偏于桂枝汤和小青龙汤的阳证,也可出现偏于麻黄附子细辛汤和麻黄附子甘草汤的阴证。这里所说的阳证、阴证实际是太阳病和少阴病。但是体质又非绝对因素,本来是表阳证(太阳病),可因发汗过多伤损正气而转化为表阴证(少阴病),如《伤寒论》第 20 条:"太阳病,发汗,遂漏不止,其人恶风,小便难,四肢微急,难以屈伸者。"即在同一病人身上,可因不同时期、不同条件出现表阳证或表阴证。表证分阴阳是依据症状的反映,《伤寒论》也有明确地说明,如第 39 条:"伤寒,脉浮缓,身不疼,但重,乍有轻时,无少阴证者,大青龙汤发之。"这里是说,表证有大青龙汤之属的阳性证(太阳阳明合病),也有麻黄附子甘草汤之属的阴性证,在讲解大青龙汤的应用时,特意提出"无少阴证",是说表证虽应用汗解,但阴性表证即少阴病证者,不能用大青龙汤。强调无少阴证,即明确有阳证时,方可用大青龙汤发汗治之。

藤平健治疗自身的感冒咳嗽,初以为是小青龙汤证,服小青龙汤不效,后经仔细辨证,知是麻黄附子细辛汤证,服之很快治愈。这说明太阳病和少阴病皆属表证,但其病性有阴阳的根本不同,其治疗也就不同。因而藤平健深有体会地说:"中医治病辨证用药就像汽车齿轮转动一样,必须齿口相合,如不相合,汽车是不能开动的。"然而两者之间又并无明显的鸿沟截然分开,因病位同属表,如辨证不仔细也易混淆,藤平健自身体验业已说明。吴鞠通也有类似的经验,吴鞠通于甲子二月二十五日治疗吴氏医案,第一天见患者头项强痛而恶寒、无汗、脉紧,用麻黄汤治疗不效,而第二天经仔细辨证,合用麻黄附子甘草汤一剂即愈,显然是第一天把少阴病当作了太阳病治疗,当然无效。也说明表证治疗虽都用汗法,但有阴阳性质的不同,治疗的过程是截然不同的。六经病以三阴三阳划分，虚则少阴，实则太阳。喜多村直宽、恽铁樵等人也有类似论述。从以上所述可知，经方的少阴病属于六经的表阴证，即邪在表而呈虚寒类证候者。

二、少阴病提纲和脉证

"少阴之为病，脉微细，但欲寐也"，这是少阴病的提纲，与其他六经病提纲一样是判断少阴病的主要依据，但单凭这一句是很难判断清楚的，必须对照前文才能明确少阴病的特点。《伤寒论》第 7 条："病有发热恶寒者，发于阳也；无热恶寒者，发于阴也。"已说明表证有阴阳两种之分。此提纲即是对照太阳病说的，即是说：表证见脉浮、头项强痛而恶寒的为太阳病；若脉微、其人但欲寐者，即为少阴病。表阳证太阳病，是因正气较盛，在外邪来犯时能与邪相争，使气血津液充盈于体表，故脉应之浮，尤以人体上部充盈更甚，故使人头项强痛。邪热郁集于体表，增大了与外界气温的差距，故恶风、恶寒。所谓太阳病，乃是驱集大量体液于上半身体表处，欲借汗出以祛邪，但因某些因素不得汗出的病理状态。与此相对，表阴证少阴病，是因体质虚衰，或老年气血俱衰，当外邪来犯时无力与邪气抗争，外邪很快传里，即不能驱集大量体液于体表，故无发热而只恶寒。因气血津液俱不足，故脉应之微细；精气不足，故但欲寐。提纲扼要说明了少阴病的特点、主症。其意思是说：凡见这种特征的表证可辨证为少阴病。但关于少阴病的脉证远非只限提纲所述，而是复杂多变的，如少阴病的脉象，除见微细外，还可见到多种脉象。脉微细在少阴病提纲中提出，乃告诉后人，少阴病脉象特点是微细，反映人体气血俱衰。有的人看到麻黄附子细辛汤条文的"脉沉"，即认为少阴病的脉本是沉，也因此认为少阴病主里，这是片面的，是未明白提纲实质，不是《伤寒论》原旨。

从少阴病全篇来看，提到脉象的有 15 条之多，除了提纲所说的脉微细外，其他条文都是反映少阴病的合病、并病、转归变化的脉象，如第 285 条"脉细沉数，病为在里"是反映病在里不可发汗，即不属于少阴病；第 283 条"病人脉阴阳俱紧"是反映合并水饮的脉象；第 290 条"脉阳微阴浮者"为少阴病气血恢复，故称"为欲愈"；第 300 条"脉微细沉"反映少阴病表证传里合并太阴病最为凶候，故"曰死"。可见少阴病浮、沉、迟、数等脉皆可见，因合病、并病、传变导致脉象也随之改变，但脉微细为主脉。如是单纯的少阴表证即称"少阴中风"，则脉见微细，同时见阳微阴浮之象，这种情况，反映气血渐有所复，有自愈倾向，故称"为欲愈"。至于药物治疗，这时可用麻黄附子甘草汤微发汗的方法，帮助正气推邪外出。藤平健认为，即使是麻黄附子细辛汤证的脉也不一定都是沉象，而是可见浮、浮数稍紧等脉象。吴鞠通在治疗麻黄汤合麻黄附子甘草汤例的时候，也发现了紧脉，可知少阴病不是以沉脉为主。奥田谦藏认为，麻黄附子细辛汤证的脉沉也并不是主里，而是少阴病的表热证候。矢数道明认为麻黄附子细辛汤是"发散在表之热和水"，也即是说脉沉为少阴病合并水饮。关于少阴病的症状，在少阴病提纲只有"但欲寐"三字，加上第7条"无热恶寒"四字，作为提纲也显得太笼统，使后人不易弄清少阴病的临床表现。

近代不少人在应用麻黄附子细辛汤的过程中，认为其适应证还有许多具体症状，如山田光胤认为少阴病不仅见面色苍白，而且有身冷恶寒、手足逆冷等虚寒症状；大冢敬节认为有头痛、四逆等症状；藤平健则认为有鼻寒、流涕、喷嚏、恶寒、头痛、身疼等症状，并根据少阴篇屡屡提到咽痛，因此认为该方证当有咽痛，而且多次用麻黄附子细辛汤治疗咽喉刺痛的感冒皆取良效。以上经方家，他们常依据少阴病提纲应用于感冒、支气管炎、哮喘、头痛、四肢痛、腰痛、蓄脓症（脑漏）、过敏性鼻炎等病的辨证，不论是老年人还是青壮年人，凡符合提纲特点者均可判定为少阴病，再辨方证用麻黄附子甘草汤、麻黄附子细辛汤加减治疗，皆收卓效。这不但说明少阴病尚有许多在表的症状，而且还说明，作为提纲虽然不能概括全面，但以此提纲判断少阴病是绝对可靠的，也说明少阴病即是表阴证。

三、少阴病的治则

已知少阴病为表阴证，在表治宜发汗，这是中医常用的治则。《素问·脏气法时论》曰："肾苦燥，急食辛以润之，开腠理，致津液通气也。"肾苦燥，当指全身津液虚少，体表皮肤干燥少津，正是少阴病的病证。用辛药开腠理、致津液当指发汗。急者，是因正气虚衰，邪在表停留的时间很短暂，不抓紧治疗将很快传里。体现这一治法的是《伤寒论》第302条，即："少阴病，得之二三日，麻黄附子甘草汤微发汗，以二三日无（里）证，故微发汗也。"得之二三日，是说时间不长，邪尚在表。无里证则更证实邪在表，也是说少阴病主表不主里。用麻黄附子甘草汤微发汗，是治疗单纯少阴病的方法和方药。用麻黄发汗解表，这一点与太阳病是相同的，不同的是，太阳病因气血津液俱盛，用麻黄、杏仁等发汗解表即可，而少阴病气血俱衰，虽须发汗解表，但发汗不得太过，而且必须配以附子、细辛等温性亢奋、强壮之药以助正气驱邪外出，这就是少阴病的治疗原则。

少阴病又常出现合病、并病，其治疗又各有不同，但多数情况仍以微发汗为原则。如第 314 条："少阴病，下利，白通汤主之。"是与太阴病合病，即表里合病，治疗时唯发其汗则表里皆治；又如第 301 条："少阴病，始得之，反发热，脉沉者，麻黄附子细辛汤主之。"《金匮要略·水气病》篇曰："脉得诸沉，当责有水。"可知这里的脉沉主水饮，即此条是说少阴病合并痰饮之证，或素有痰饮者，水饮为表邪郁而化热的少阴证时，在微发汗的同时加入强壮亢奋、温化痰饮的细辛。再如第 20 条："太阳病，发汗，遂漏不止，其人恶风，小便难，四肢微急，难以屈伸者，桂枝加附子汤主之。"是因误治疾病由表阳证（太阳病）陷入表阴证（少阴病），用桂枝加附子汤强壮发汗解表。还有第 22 条："若（脉）微，恶寒者，桂枝去芍药加附子汤主之。"也是少阴病的治疗，仍属强壮发汗解表，这些方剂的组成和适应证，说明了少阴病的治疗原则，也说明了少阴病属表。少阴病属于表阴证，这是出自《伤寒论》原旨。

四、表阴证治疗禁忌

少阴病即表阴证，治用汗法，已如前述。但有的人从脏腑经络推理，认为少阴病属里，又见少阴病篇有"不可发汗"之句，即认为少阴禁汗，怎样看待这一问题呢？还是先弄清原文为好。在少阴病篇曾再三强调"不可发汗"，如第 285 条"少阴病，脉细沉数，病为在里，不可发汗"，第 286 条"少阴病，脉微，不可发汗，亡阳故也"及第 294 条"少阴病，但厥，无汗，而强发之，必动其血"。这些论述，都是说少阴病的治则为微发汗以解表，但脉细沉数，或脉微，或厥而无汗等，已不属于少阴表证，故禁用汗法。即使是少阴表证，如发汗的方法不当，不是微发汗而是发汗太过，则必然使病情恶化，危及生

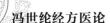

命，故第284条曰："少阴病，咳而下利，谵语者，被火气劫故也，小便必难，以强责少阴汗也。"误认为是少阴表证，或用强发汗的方法治疗是非常错误的。为了正确使用汗法治疗少阴病，当然也要知道哪种情况不能用汗法，这与太阳病的治疗禁忌是相似的。《伤寒论》提到"不可发汗"，只见于太阳病篇和少阴病篇。太阳病篇所提出的咽喉干燥、淋家、疮家、衄家、亡血家、汗家及脉尺中迟者等情况不可发汗，其原因都是津液丧失严重，已失去体液聚集于体表欲借汗出推邪外出的病机，即病证已不在表。屡屡提出这些禁汗的条例，当然不是说太阳病不能用汗法，而是告诉后人，不但要知道发汗是治疗太阳病的基本法则，并且还要知道，在哪些情况下不能用发汗的方法。与此同理，少阴病篇也多次提出禁汗的条例，也不是说少阴病不能用发汗的方法，而是因邪在表当汗解，并且也存在着不可发汗的情况，为了掌握少阴病正确的治疗法则，有必要详述当用汗法的证治，同时也有必要强调禁用汗法的细节。若治疗少阴病不是用汗法，但篇中屡屡提出可汗、不可汗，岂不成了多余的废话了吗！这在《伤寒论》的写作方法上是绝不允许的。也就是说少阴病篇提到可汗、不可发汗，更说明少阴病属表。

五、表阴证的方证

除《伤寒论》第301条、302条所见的麻黄附子细辛汤、麻黄附子甘草汤外，论中尚有许多属于少阴病的方证，如白通汤、桂枝加附子汤、桂枝附子汤、甘草附子汤、麻黄附子汤、桂枝芍药知母汤、乌头汤、当归四逆汤等方证，这些方证都属虚寒表阴证，其治疗方药皆属温阳强壮发汗。如麻黄附子细辛汤证临床常见，其主症是"始得之反发热，脉沉者"。王经邦、藤平健不但用于治疗感冒，而且用其加减治疗外寒内饮的"气分证"、腰痛、闪腰痛、四肢痛等。还有的用于治疗嗜睡、咽痛、失音、周身无汗等。有的报道治疗自发性气胸、病毒性心肌炎等，但不论是什么病、病变在哪里，只要其症状反映是在表的阴证兼有寒饮者，用本方皆见佳效。《伤寒论》提到少阴病在表的时间很短，因正虚最易传里，故常说"一二日""二三日"，是说要抓紧治疗，不然要传里，但也有少阴表症见于一周、一月、甚至一年以上者。藤平健治疗一位27岁的妇女，其患顽固性支气管炎一年不愈，用麻黄附子细辛汤很快治愈，说明少阴病不但见于急性病，而且见于慢性病。不是看发病的时间，而是看症状是否反映在表位，且病性是否属于虚寒阴证，这才是判断少阴病的关键。

以上所论从少阴病提纲、脉证、治则、治疗禁忌、临床应用等皆证明少阴病属表。少阴病并非代表某一脏腑，而是以八纲，即以阴阳寒热虚实表里归纳、概括的六经证之一，即在表的虚寒阴证。它是外邪来犯时，不论病变在哪里，人体出现在表的阴性证反映。因此《伤寒论》的少阴病，不是代表哪一脏腑的病证，而是代表整个人体综合反映在表的病证，即在表的阴证。它不但见于急性病而且见于慢性病，是概括常见病出现在表的阴性证的规律反映。

（原载于《中国医药学报》2003 年第 18 卷第 1 期）

第七节　经方的里阳证（阳明病）

一、里阳证概念

人体患病如症状反映在里，也会有阴阳证之分。《伤寒论》谓阳明病者，即里阳证；谓太阴病者，即里阴证。病在里，不论阴证阳证，病情多重、多急，故仲景论述颇详。

里阳证的辨认提纲是第 180 条："阳明之为病，胃家实是也。"是说病邪充实于胃肠之里，按之硬满有抵抗者，即为胃家实，凡病胃家实者，概称之为阳明病。这里要注意，胃家实是辨别阳明病的主要依据，也就是说胃家虚不是阳明病，也可知经方的阳明不是经络脏腑的阳明，经方六经辨证不是经络脏腑辨证。第 182 条："问曰：阳明病外证云何？答曰：身热、汗自出、不恶寒反恶热也。"阳明病的外证如何？外证，是针对胃家实的腹证说的。身热、汗自出、不恶寒反恶热的证候，即为阳明病的外证。凡病见此外证者，亦可确诊为阳明病。这里应当注意：热极于里者，势必迫于外，故阳明病则身蒸蒸而热，

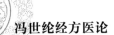
此与太阳病热郁于体表而翕翕发热者有别。热蒸于里因使汗出，汗量多而臭味重，与太阳中风证的自汗出、汗量少而臭味轻者不同。由于里热的强烈刺激，故不恶寒而反恶热，此与太阳病之必恶寒者更有不同。

第185条："本太阳病，初得病时，发其汗，汗先出不彻，因转属阳明也；伤寒发热、无汗、呕不能食、而反汗出濈濈然者，是转属阳明也。"本是太阳病，于初发时虽已发其汗，但病邪并未因先汗出而彻底清除，因又传里而转属阳明病；伤寒发热、无汗、呕不能食者，为太阳伤寒已内传少阳的柴胡证，而反汗出然者，是又转属阳明了。这里指出：阳明病，有从太阳病直接传里而发者，亦有太阳病传入少阳半表半里，再从少阳传里而发者。

二、里阳证的治则

里阳证以里实热为主，故治疗以清实热为主，不过里实热又有上中下病位的不同，同时还有有无外证的不同，故治疗时亦有所区别，在上者，用吐法，如瓜蒂散；在中者，和中清热，如白虎汤、白虎加人参汤；在下者，用攻下法，如大承气汤；兼外证者，用清解法，如白虎桂枝汤。又因阳明病多为重病，故仲景在论治时多加警示、叮咛。例如第204条："伤寒呕多，虽有阳明证，不可攻之。"伤寒呕多，则说明柴胡汤证还未罢，虽已传里有阳明证的表现，也不可以承气汤攻里。第205条："阳明病，心下硬满者，不可攻之，攻之利遂不止者，死；利止者，愈。"心下硬满，即指心下痞硬，为胃气极虚之候，治宜含有人参的方剂，故阳明病，若心下硬满者，则不可攻之。若误攻之，致利不止而死；幸而利止者，还可救治使病愈。第210条："夫实则谵语，虚则郑声。郑声者，重语也。直视、谵语、喘满者死，下利者亦死。"病气实则谵语，精气夺则郑声。郑声即重语不休之谓。精气竭于上则直视，谵语而又直视，已属病实正虚之恶候，若再见喘满或下利，则已是虚脱败象，故主死。第211条："发汗多，若重发汗者，亡其阳，谵语脉短者死；脉自和者不死。"发汗太过亡其阳，则胃中燥必谵语。脉短为津液虚竭之候，病实正虚故主死；脉不短而自和者，则正气未衰故不致于死。

以上所述，所谓阳明病，即邪热结于里的阳证。若热结成实，即有胃家实的腹证反应；若热而不实则只可见之于身热、汗自出、不恶寒反恶热的外证。

里阳证常由太阳证或少阳证传变而来，然亦有自发者。里热最易耗伤津液，热实津竭则死。故阳明病最忌发汗。宜下不下亦可致邪实正虚的险恶证候。以上只是有关阳明病的概要说明，具体详见各有关方证。以下简介其主要方证。

三、里阳证主要方证

1. 承气汤类方证

大承气汤方证：方剂组成为大黄 12g，厚朴 18g，枳实 9g，芒硝 18g（分二煎）。具体用法，《伤寒论》有详细说明。大承气汤为攻下峻剂，实热达到一定程度，又非此方不能救治。不当用而用、当用而不用，均足以误人性命。故仲景对本方证论述最详，如第 208 条："阳明病，脉迟，虽汗出不恶寒者，其身必重，短气，腹满而喘，有潮热者，此外欲解，可攻里也。手足濈然汗出者，此大便已硬也，大承气汤主之；若汗多，微发热恶寒者，外未解也，其热不潮，未可与承气汤；若腹大满不通者，可与小承气汤，微和胃气，勿令大泄下。"这里不但指出大承气汤方证的特征，而且指明与小承气汤方证的鉴别。因病证危急，要求医者辨证必须准确，因此举一反三讲述注意事项，于第 209 条、212 条、215 条、217 条、220 条、238 ～ 242 条、251 ～ 256 条、320 ～ 322 条皆有详述，在《金匮要略》的痉湿暍病、腹满寒疝宿食病、呕吐哕下利病、妇人产后病等篇也有论述。应当指出，要想正确运用大承气汤，必须仔细研读这些仲景的论述。今就其适应证归纳如下。

（1）阳明病脉迟、汗出、不恶寒、发潮热、手足濈然而汗出者。

（2）不大便、发潮热而谵语者。

（3）阳明病谵语有潮热、不能食有燥屎、能食屎定硬者。

（4）汗出谵语、无太阳证者。

（5）发潮热、手足汗出、大便难而谵语者。

（6）心中懊恼而烦、胃中有燥屎者。

（7）不大便五六日、绕脐痛、烦躁发作有时者。

（8）病人烦热汗出则解、日晡发热而脉实者。

（9）大下后六七日不大便、烦不解、腹满痛者。

（10）小便不利、大便乍难乍易、有时微热、喘冒不能卧者。

（11）脉弱、烦躁、心下硬、六七日不大便、小便利者。

（12）伤寒六七日，目中不了了、睛不和、无表里证、大便难身微热者。

（13）形似（绝不是）少阴病，自利清水、色纯青、心下必痛、口干燥者。

（14）形似（绝不是）少阴病，六七日腹胀不大便者。

（15）下利脉滑而数或脉迟而滑、不欲食者。

其相类的方证有：

小承气汤方证：其方为大承气汤去芒硝并减厚朴量。其适应证为阳明病，胃中燥、大便硬、而无潮热者。

调胃承气汤方证：其方为去行气消胀的枳实、厚朴，而加安中的甘草。其适应证为阳明病，见腹实证、心烦或谵语、发热者。

大黄甘草汤方证：其方为调胃承气汤去芒硝。其适应证为阳明病，大便难而急迫者。

厚朴三物汤方证：其方为小承气汤增厚朴、枳实的用量。其适应证为胸腹胀满而痛、大便闭结者。

厚朴七物汤方证：其方为厚朴三物汤与桂枝去芍药汤的合方。其适应证为发热腹胀满、大便干结者。

麻子仁丸方证：其方为小承气加润下的麻仁、杏仁、芍药和蜜为丸。其适应证为老弱经常便秘而无所苦者。

2. 白虎汤类方证

白虎汤方证：方剂组成为知母 18g，生石膏 45 ～ 120g，炙甘草 6g，粳米 30g。其适应证在《伤寒论》有 3 条论述，其中第 219 条论述明悉："三阳合病，腹满、身重、难以转侧、口不仁、面垢、谵语、遗尿，发汗则谵语，下之则额上生汗、手足逆冷。若自汗出者，白虎汤主之。"即其适应证为热盛于里而里尚未实的阳明病，主症见自汗出、神志受挫、脉滑数者。

其相类方证有：

白虎加人参汤方证：其方为白虎汤再加人参 9g。其适应证为白虎汤方证见口渴明显者。

白虎加桂枝汤方证：其方为于白虎汤中再加桂枝。其适应证为身无寒，但热，骨节痛烦者。

3. 下瘀血汤类方证

下瘀血汤方证：其方剂组成为大黄27g，桃仁20枚，䗪虫20枚（熬，去足）。其适应证为少腹痛、硬满、大便干结者。

其相类方证有：

桃核承气汤方证：其方为调胃承气汤增祛瘀的桃仁和治气上冲的桂枝。其适应证为调胃承气汤方证见气上冲而有瘀血者。

大黄牡丹皮汤方证：其方为桃核承气汤去桂枝、甘草加丹皮、冬瓜子。其适应证为里实有瘀血或痈肿之证。

抵挡汤（丸）方证：其方为下瘀血汤去䗪虫加水蛭、虻虫。其适应证为瘀血所致少腹硬满、小便利或喜忘或狂躁不安者，其证轻者可用丸剂。

4. 陷胸汤类方证

大陷胸汤方证：方剂组成为大黄18g，芒硝12g，甘遂末3g。其适应证仲景对其论述有5条，并详述与大柴胡汤方证、大承气汤方证、半夏泻心汤方证的鉴别。其辨证要点为：心下结硬、满痛拒按而烦躁者。

其相类方证有：

大陷胸丸方证：其方为大陷胸汤加杏仁、葶苈子改丸并蜜煎服，较之汤剂攻下力缓。其适应证为心下结硬、疼痛较轻而项背强急者。

十枣汤方证：其方为芫花、甘遂、大戟各等分，以大量大枣煎汤送服。其适应证为咳而胸闷胁痛、心下痞硬满、脉沉弦者。

甘遂半夏汤方证：其方为甘遂、半夏合芍药甘草汤并蜜煎服。其适应证为水饮心腹痛满而腹挛急者。

大黄甘遂汤方证：其方为大陷胸汤去芒硝加阿胶。其适应证为瘀血致少腹满痛、小便不利、大便不畅者。

己椒苈黄丸方证：其方为防己、椒目、葶苈子、大黄各等分，蜜丸服。其适应证为腹满、肠鸣、便干者。

小陷胸汤方证：其方为黄连、半夏、栝楼，水煎服。其适应证为胸膈满闷、心烦、按之心下痛者。

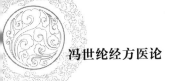

5. 泻心汤类方证

泻心汤方证：其方剂组成为大黄 12g，黄连 6g，黄芩 6g。其适应证为心烦吐衄、大便干者。

其相类方证有：

大黄黄连泻心汤方证：其方为于泻心汤中去黄芩。其适应证为心烦、心下痞者。

大黄硝石汤方证：其方为泻心汤中去黄芩，加黄柏、栀子、硝石。其适应证为里实热黄疸，大便干、小便黄少者。

茵陈蒿汤方证：其方为大黄硝石汤去黄柏、硝石，加大量茵陈。其适应证为里阳证热与湿瘀之黄疸、大便干、小便不利者。

大黄汤或丸方证：其方为泻心汤加栀子。本方虽出于后世，其实不外泻心汤合栀子豉汤去豉而成。故其适应证为泻心汤证而烦热更甚者。

6. 栀子豉汤类方证

栀子豉汤方证：其方剂组成为栀子 10g，香豉 18g。其适应证为烦热而胸中窒塞、心中懊恼者。

其相类方证有：

栀子甘草豉汤方证：其方为栀子豉汤加安中益气的甘草。其适应证为栀子豉汤证而虚怯少气者。

栀子生姜豉汤方证：其方为栀子豉汤加治呕逆的生姜。其适应证为栀子豉汤证而呕逆者。

枳实栀子豉汤方证：其方为栀子豉汤加消胀的枳实。其适应证为栀子豉汤证而心下胀满者。

栀子厚朴汤方证：其方为枳实栀子豉汤去豉加厚朴。其适应证为心烦热而腹胀满者。

栀子柏皮汤方证：其方为栀子甘草豉汤去豉加黄柏。其适应证为黄疸发热心烦者。

栀子大黄汤方证：其方为栀子豉汤加枳实、大黄。其适应证为栀子豉汤证而腹胀满、大便难者。

7. 黄芩黄连汤类方证

黄芩汤方证：其方剂组成为黄芩 10g，炙甘草 6g，芍药 6g，大枣 4 枚。其适应证为下利身热、腹挛痛而急迫者。

其相类方证有：

黄芩加半夏生姜汤方证：其方为黄芩汤与小半夏汤合方。其适应证为黄芩汤证又见恶心、呕吐者。

三物黄芩汤方证：其方为黄芩 10g，苦参 10g，生地 18g。其适应证为里热血热见心烦、手足心热者。

黄连阿胶汤方证：其方为黄芩汤去甘草、大枣，加黄连、阿胶、鸡子黄。其适应证为虚烦心悸不得眠、手足心热或下利便脓血者。

白头翁汤方证：其方为白头翁、黄连、黄柏、秦皮各 10g。其适应证为热痢下重、腹痛者。

白头翁加甘草阿胶汤方证：其方为白头翁汤加甘草、阿胶。其适应证为白头翁汤证又见血便、黏血便而虚乏少气者。

8. 瓜蒂散类方证

瓜蒂散方证：其方剂组成为瓜蒂、赤小豆各等分。其适应证为胸脘满闷、欲吐而不能吐者。

以上诸方，其共同的适应证是清里热，其各个具体适应证有所不同，以适应于轻、重、缓、急，上、中、下等不同的病情，这里只是大略介绍。具体应用仲景有详细论述，学者仔细研读自可明了。论治阳明病宜注意的几点：

（1）"阳明之为病，胃家实也"，是判断阳明病的提纲。胃家虚不是阳明病，以经络不能判断阳明病。

（2）阳明病为病位在里，而病情为阳热实证。疾病的普遍规律是，病在表病情轻，病在里病情重。阳明病的病机是邪盛正亦强，正邪交争剧烈，临床症状多现危重症，尤其温疫症、急性传染病，病势猛恶，甚则出现神昏谵语等神经症状，后世称之为热犯神明或逆传心包等。这里宜注意，以脏腑理论、标本气化来解释，而抛开阳明病提纲，就很难理解经方的实质。

（3）大实有羸状，张仲景在大承气汤应用时，列举了形似少阴病而实为但

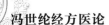

欲寐，热实于里的阳明病的证例。而后世仍有称"少阴有三急下"之论，是忽略了阳明病和少阴病提纲，而脱离了经方理论。

（原载于《中国医药学报》2003 年第 18 卷第 2 期）

第八节　经方的里阴证（太阴病）

一、里阴证概念

里阴证是与里阳证相对，是病位在里的阴性证，《伤寒论》称之为太阴病。《伤寒论》第 273 条："太阴之为病，腹满而吐，食不下，自利益甚，时腹自痛。若下之，必胸下结硬。"这是太阴病即里阴证的提纲，是说里虚饮聚，故腹满而吐、食不下，胃中不但有寒饮，而且不能收持之，故自利益甚。寒气下趋少腹则腹自痛，寒气不下行则痛自止。太阴病宜温不宜下，若不慎而误下之，必使胃益虚而饮益聚，其则恶化出现胸下结硬。这里提出太阴病的概括特征，凡病见此特征者，即可判定为太阴病，依治太阴病的方法治之便不会错。

有关太阴病的描述，在《伤寒论》太阴病篇条文很少，但仲景对其论述在其他篇中提及，如《伤寒论》第 277 条："自利不渴者，属太阴，以其脏有寒故也。"不但重述了太阴病的特点，即除了太阴病提纲外，还有自利不渴。这里仲景特别注明"以其脏有寒"更有深意。一者说明里阳证（阳明病）为热证，里阴证（太阴病）为寒证，是里证的阴阳之分。二者在说"脏"有寒，即人体各脏腑之里有寒，并未说脾胃有寒，从其治疗用药以四逆辈看，多用附子、干姜等，从脏腑辨证来说皆为温肾阳之属，可知仲景所称之太阴病泛指里寒阴证，非指经络或脏腑的太阴脾甚明。

关于病邪由表传里，有可能变为阳明病也有可能变为太阴病，这要看人体的状态和症状表现。《伤寒论》第 188 条："伤寒脉浮而缓，手足自温者，是为系在太阴。太阴者，身当发黄，若小便自利者不能发黄，至七八日，大便硬者，为阳明病。"本条所述，以脉浮而缓知为多湿，但也有热，故谓系在太阴。湿热壅盛身当发黄，若小便自利，热终胜湿不能发黄，而且必致大便硬，则为阳明病。即太阳病传里，其发病则有两种可能，若胃虚寒多湿者则为太阴病，若胃实热者则为阳明病。

二、里阴证的治则

《伤寒论》第277条："自利不渴者，属太阴，以其脏有寒故也，当温之，宜服四逆辈。"这里不但阐明太阴病的特点，更指出了其治疗原则。是说凡病自下利而不渴者，均属太阴病的下利证。其所以不渴者，即因其胃中有寒饮的关系，宜服四逆辈这一类的温中逐寒剂。总之，阳明和太阴病位都是在里，为在同一病位的阳证和阴证。里阳证阳明病多热多实，里阴证太阴病多寒多虚，是阴阳相对的证。下利为阳明、太阴共有证，热则必渴，寒则不渴，故特提出以作鉴别。四逆辈温中逐寒，不只治太阴病的下利，亦是太阴病的治疗准则，合上条即为太阴病的总纲，至于具体治疗要看各方证。

三、里阴证主要方证

《伤寒论》明确了太阴病的治则是当温之，宜服四逆辈，但具体方证并未一一明确列出。不过依据"以其脏有寒"，用药规律当有以下方证。

1. 干姜附子汤类方证

包括干姜附子汤方证：方剂组成为干姜9g，附子（生用）9g。服用法为：以水三杯煮取一杯，温服。适应证：干姜、附子均属温中祛寒药，但干姜偏主寒饮上逆，而附子偏主寒饮下迫，二药合用则温彻上下，是温中逐寒的重剂。适用于四逆、身冷、脉沉微者。

与其相类的方证还有四逆汤方证：其方为炙甘草9g，干姜8g，附子（生用）6g。其适应证《伤寒论》有十余条论述，宜详读，这里不再赘述。其适应证概要为：四逆、脉微欲绝、里虚寒甚者。

通脉四逆汤方证：其方为四逆汤增加姜、附用量，其适应证为四逆汤方证而虚寒更甚者。

通脉四逆加猪胆汁汤方证：其方为通脉四逆汤加猪胆汁，其适应证为通脉四逆汤方证而沉衰更甚、脉微欲绝或脉不出者。

四逆加人参汤方证：其方为四逆汤加人参，其适应证为吐利后，胃气虚衰、脉微弱者。

茯苓四逆汤方证：其方为四逆加人参汤又加茯苓，其适应证为四逆加人参汤方证又见心下悸、烦躁及小便不利者。

2. 附子汤类方证

包括附子汤方证，方剂组成为附子（炮）6g，茯苓 9g，人参 6g，白术 12g，芍药 9g。适应证：胃虚有寒饮，小便不利，身疼，骨节痛，或腹挛痛者。

其相类方证有：

真武汤方证：其方为附子汤去人参而加生姜，其适应证为附子汤方证而头晕心悸、下肢浮肿或痛者。

附子粳米汤方证：其方为炮附子 5g，粳米 15g，半夏 12g，炙甘草 3g，大枣 4 枚，其适应证为里虚寒腹痛肠鸣、恶心呕逆者。

赤丸方证：其方为茯苓 12g，半夏 12g，乌头（炮）6g，细辛 3g，其适应证为寒性腹痛伴气逆者。

大乌头煎方证：其方为乌头大者 5 枚（去皮），以法水煎复用蜜煎，其适应证为寒疝腹痛、手足厥逆、脉沉弦者。

3. 甘草干姜汤类方证

包括甘草干姜汤方证，方剂组成为炙甘草 18g，干姜 9g，适应证：胃虚寒，吐涎沫呕逆者。

其相类方证有：

理中汤或丸方证：其方为甘草干姜汤加人参、白术，其适应证为甘草干姜汤证心下痞硬而小便不利者。

大建中汤方证：其方为蜀椒 9g，干姜 18g，人参 9g，胶饴一杯，其适应证为脘腹虚寒、心腹痛剧、呕逆不能食者。

4. 橘皮汤类方证

包括橘皮汤方证：方剂组成为橘皮 12g，生姜 24g，其适应证为：干呕、纳差者。

其相类方证有：

橘皮枳实生姜汤方证：其方为橘皮汤增量橘皮，更加消胀破结的枳实，其适应证为橘皮汤证逆满剧甚而心胸痞塞者。

橘皮竹茹汤方证：其方为橘皮汤重用橘皮，复加治咳逆上气的竹茹，加甘草、人参、大枣安中缓急，其适应证为橘皮汤证而胃虚呃逆、呕哕咳逆者。

茯苓饮方证：其方为橘皮枳实生姜汤加健胃的人参、利水的茯苓、白术，其适应证为脘腹胀满、心下痞、纳差、嗳气、小便不利者。

5. 半夏汤类方证

包括小半夏汤方证，方剂组成为半夏 15g，生姜 12g。适应证为胃中有水饮而呕逆或头痛、口不渴者。

其相类方证有：

生姜半夏汤方证：其方为小半夏汤增生姜用量，其适应证为小半夏汤证而饮剧甚者。

小半夏加茯苓汤方证：其方为小半夏汤加茯苓，其适应证为小半夏汤证又见心悸、头晕者。

半夏干姜散方证：其方为小半夏汤干姜易生姜，其适应证为干呕、吐涎沫而属胃虚寒者。

大半夏汤方证：其方为半夏 18g，人参 10g，白蜜 15g，其适应证为胃虚寒之心下痞、呕吐者。

干姜半夏人参丸方证：其方为小半夏汤合半夏干姜散，其适应证为呕吐甚而心下痞硬者，丸药效缓，但施于妇人妊娠恶阻反较稳妥。

厚姜半甘参汤方证：其方为生姜半夏汤加大量厚朴以消胀满，加人参、甘草补中，故治生姜半夏汤证而腹胀满者。

半夏厚朴汤方证：其方为小半夏加茯苓汤更加厚朴、苏叶（子），其适应证为痰饮气结所致胸满、咽堵、咳逆者。

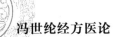
旋覆代赭汤方证：其方为厚姜半甘参汤去厚朴，加旋覆花、代赭石、大枣，其适应证为胃虚寒饮而呕逆者。

6. 猪苓散类方证

包括猪苓散方证，方剂组成为猪苓、茯苓、白术各等分，适应证为胃中停饮，郁而化热之呕渴、小便不利者。

其相类方证有：

泽泻汤方证：其方为猪苓散去猪苓、茯苓，加泽泻，其适应证为胃中有水饮，小便不利而冒眩者。

茯苓泽泻汤方证：其方为苓桂术甘汤加泽泻、生姜，其适应证为呕吐、小便不利、渴欲饮水者。

甘干苓术汤方证：其方为甘草干姜汤加茯苓、白术，其适应证为腰冷重、小便自利者。

以上是治疗太阴病里虚寒为主的方剂，太阴病为里阴证，邪入里呈现里阴证，是因人体正气不足，正邪长期交争于里，变证亦繁多，当里虚寒影响机体而产生血虚、津虚时，就要用养血、生津的方剂，如芎归胶艾汤、当归芍药散、温经汤、炙甘草汤、黄土汤、八味丸等。又由于病邪在里的病情不同，而选择不同的适应方剂，如栝楼薤白半夏汤、薏苡附子败酱散等，具体运用，仲景有详细论述，仔细参照多能收效。

四、太阴病有关生死

经方所示，一般邪在表，病易解而病情轻，病入里则病难愈而病情重。这从六经的方证分析可洞察。病在里，不论是阳证或阴证都是危重证（当然也有一般的轻证），如里阳证阳明病多见："日晡所发潮热，不恶寒，独语如见鬼状……不识人，循衣摸床，惕而不安，微喘直视。""谵语、有潮热"为大承气汤方证。又如"腹满，身重，难以转侧，口不仁，面垢，谵语，遗尿，发汗则谵语，下之则额上生汗，手足逆冷"，为白虎汤方证，皆是里阳证波及神志的重证。这是正气尚旺而与邪气抗争出现的急重里证，不及时治疗当危及生命。里阴证原本正气虚衰，如邪盛入里，正不胜邪，则危在旦夕。从四逆辈皆在回阳救逆中即可明白其意。如《伤寒论》第 388 条："吐利，汗出，发热恶寒，四肢拘急，手足逆冷者，四逆汤主之。"第 389 条："既吐且利，小便复利而大汗出，下利清谷，内寒外热，脉微欲绝者，四逆汤主之。"第 390 条："吐已下断，汗出而厥，四肢拘急不解，脉微欲绝者，通脉四逆加猪胆汁汤主之。"第 309 条："少阴病，吐利，手足逆冷，烦躁欲死者，吴茱萸汤主之。"（少阴病传里呈现太阴病）。这些方证都是人体正气、阳气虚衰而邪气强势入里，已危及生命，治疗不能迟疑，必须应用大剂回阳救逆方可有一线生机。当然临床中也常见并非危重的太阴病，而呈现慢性的里虚寒证，如小半夏汤方证、大半夏汤方证、旋覆代赭汤方证、茯苓饮方证、吴茱萸汤方证、理中汤方证、大建中汤方证、干姜附子汤方证、附子汤方证、四逆汤方证等，这些是易于治疗的较轻的太阴病。而从经方的归类分证来看，太阴病多属危重，病之死多在太阴，"有胃气则生，无胃气则死"，亦多现太阴病，对经方的太阴病当有所识。

（原载于《中国医药学报》2003 年第 18 卷第 3 期）

第九节　经方的半表半里阳证（少阳病）

一、半表半里阳证概念

半表半里证，与病位在表、里是一样的，也有阴阳两类，《伤寒论》所谓少阳病，即其阳证的一类，而所谓厥阴病，即其阴证的一类。

仲景对少阳病的论述，在少阳病本篇提出了："少阳之为病，口苦、咽干、目眩也。"这是判断少阳病的提纲，邪郁于半表半里，既不得出表，又不得入里，势必上迫头脑，则口苦、咽干、目眩，乃是自然的反应，故凡病见有口苦、咽干、目眩者，即可确定为少阳病。少阳病即病位在半表半里的阳证。但仅凭提纲判定少阳病是不够的，必须知道少阳病的一些特点。

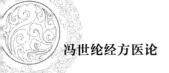

二、半表半里阳证的特点

张仲景在《伤寒论》中描述了少阳病的特点，如第 264 条："少阳中风，两耳无所闻、目赤、胸中满而烦者，不可吐下，吐下则悸而惊。"少阳中风，即太阳中风而转属少阳病的意思。两耳无所闻、目赤，亦同口苦、咽干、目眩一样，由于热邪上迫头脑所致，热壅于上故胸满而烦。少阳病不可吐下，若误吐下之，则正虚邪陷必然导致惊悸。第 265 条："伤寒，脉弦细，头痛发热者，属少阳。少阳不可发汗，发汗则谵语。此属胃，胃和则愈，胃不和则烦而悸。"弦细为少阳脉，太阳伤寒脉当浮紧，今脉弦细而头痛发热，则已转属少阳柴胡证了。少阳病不可发汗，若发汗则胃中燥，必谵语，此宜调胃承气汤以和其胃即愈，若不使胃和，不仅谵语不已，必然使心烦、惊悸更甚。第 97 条："血弱、气尽、腠理开，邪气因入，与正气相搏，结于胁下。正邪分争，往来寒热，休作有时，嘿嘿不欲饮食，脏腑相连，其痛必下，邪高痛下，故使呕也。"这是论述少阳病形成的主要原因，即病邪在表，若正气胜则表解病愈，若精气已不足拒邪于外，则退而卫于内，体表的血弱气尽，腠理遂开，邪气因乘虚进入半表半里，与正气相搏结于胁下，因而胸胁苦满，这就进入少阳病的病理阶段了。由于半表半里为诸脏器所在，病邪郁集此病位，往往影响某一脏器或某些脏器从而出现异常的反应，所以证情复杂多变，不似表里的为证单纯，较易总结出简明的疾病特征，如少阳病提纲"口苦、咽干、目眩"，只说明阳热证的必然反应，对于半表半里阳证来说，这是不够全面、完整的。惟其如是，则半表半里阳证之辨，不可专凭《伤寒论》的少阳病提纲为依据。不过辨知之法很简单，因为表里易知，阴阳易判，凡阳性证除外表、里者，即属半表半里的阳证。《伤寒论》三阳篇先太阳，次阳明，而后少阳，把半表半里证置于最末即示人以此意。

三、半表半里阳证的治则

中医治疗，从病位而言，邪在表则用汗法，太阳病、少阴病属之。邪在里则用吐法、下法或补法，阳明病、太阴病属之。邪在半表半里，邪无直接出路，故第 264 条及第 265 条说少阳病"不可吐下""不可发汗"，由这两条可知，半表半里阳证的治疗禁汗、下、吐，其治则只能是用和法，其典型代表方为小柴胡汤，其方的主旨是扶正祛邪法。有关少阳病的证治和方药，由于各种版本的《伤寒论》皆未明确列于少阳病篇，于少阳病篇论述少阳病者也甚少，如《伤寒论集注》仅 10 条，这给理解少阳病带来了障碍。不过明了仲景的写作方法特点，便知其少阳病的治则、方证可在太阳、阳明、《金匮要略》黄疸、妇人产后等篇中找到；其具体治疗通过细研主要方证便可明了。

四、半表半里阳证主要方证

半表半里阳证主要方证可概括为以下 7 种。

1. 小柴胡汤方证

小柴胡汤是治疗少阳病的主要方剂，它的组成为：柴胡 24g，黄芩 9g，人参 9g，半夏 12g，炙甘草 9g，生姜 9g，大枣（擘）4 枚。方中的柴胡性苦平，《神农本草经》谓："治心腹肠胃中结气、饮食积聚、寒热邪气、推陈致新。"可见柴胡为疏气行滞的解热药，有治胸胁苦满的功能，方中用柴胡为主药，佐以黄芩除热止烦，半夏、生姜逐饮止呕，复以人参、大枣、甘草补胃以滋津液，小柴胡汤中用人参更有其重要的特殊意义。病之所以传入少阳，主要是胃气失振、气血外却，而现"血弱、气尽、腠理开"的病机、病态，补中滋液，实是此时祛邪的关键点，徐灵胎谓："小柴胡汤之妙在人参。"确是见道之语。

仲景对该方的适应证论述很详细，但散在于各篇中，今举论中条文略窥其方证要点：

（1）《伤寒论》第 96 条："伤寒五六日，中风，往来寒热、胸胁苦满、嘿嘿不欲饮食、心烦喜呕，或胸中烦而不呕，或渴、或腹中痛、或胁下痞硬、或心下悸、小便不利、或不渴、身有微热，或咳者，小柴胡汤主之。"此条是展示小柴胡汤典型的临床症状。太阳伤寒或中风，均常于五六日后传入半表半里而发少阳病。这里明确了往来寒热、心烦喜呕、胸胁苦满、嘿嘿不欲饮食为小柴胡汤的四大主证，或以下为小柴胡汤的客证，主证治则客证随已，故无论客证如何，均宜小柴胡汤主之。

（2）《伤寒论》第101条："伤寒中风，有柴胡证，但见一证便是，不必悉具。凡柴胡汤病证而下之，若柴胡证不罢者，复与柴胡汤，必蒸蒸而振，却复发热汗出而解。"此是强调临床应用小柴胡汤的原则之一，即凡见以上四证中的一证即可用其方。外感初传少阳，柴胡证往往四证不备，医者不知用小柴胡汤，因使风寒小病久久不愈，此例甚多，当熟记本条教训，即无论伤寒或中风，若已传少阳而有柴胡证，但见其四证中的一证，便可与小柴胡汤，不必四证俱备。

（3）《伤寒论》第37条："太阳病，十日已去，脉浮细而嗜卧者，外已解也。设胸满胁痛者，与小柴胡汤；脉但浮者，与麻黄汤。"此提示小柴胡汤适用于太阳证传少阳证而见脉浮细、嗜卧而胸满胁痛者，并指出与麻黄汤证的鉴别。脉细主血少，而见之于浮，乃体表津不足的证候，即小柴胡汤条所谓"血弱、气尽、腠理开"的情况。嗜卧与嘿嘿都是身体倦怠，结合脉细知为病已传少阳之象，故谓外已解也。如更见胸满胁痛者，则柴胡证确具，故可与小柴胡汤；若脉但浮而不细，并亦无嗜卧及胸胁满痛者，则病仍在表，虽病已十余日，仍应与麻黄汤治疗。

（4）《伤寒论》第99条："伤寒四五日，身热、恶风、颈项强、胁下满、手足温而渴者，小柴胡汤主之。"此示三阳并病治取少阳。伤寒四五日常为病传少阳的时期，身热恶风为太阳病还未罢。颈强属少阳，项强属太阳，胁下满为少阳柴胡证。手足温而渴属阳明，此三阳并病，因少阳不可汗、吐、下，故三阳并病则治取少阳，此亦经方定法。外感此证多有依据本经验进行治疗。若口舌干而渴者，用小柴胡汤加生石膏更佳。

（5）《伤寒论》第144条："妇人中风，七八日续得寒热，发作有时，经水适断者，此为热入血室，其血必结，故使如疟状，发作有时，小柴胡汤主之。"此示小柴胡汤可用于热入血室证，但热入血室为证不一，不要误以为小柴胡汤即热入血室的专用方，用其他方药也可治热入血室。本条是说：妇人患太阳中风证，于七八日时，又续得往来寒热发作有时，而正来潮的月经适于此时中断，此为邪热乘往来之虚而内入血室，故使寒热如疟状而发作有时，此种热入血室宜用小柴胡汤治疗。

（6）《伤寒论》第229条："阳明病，发潮热、大便溏、小便自可、胸胁满不去者，与小柴胡汤。"本条所论亦少阳阳明之属，阳明病，虽发潮热，但大便溏而小便自可，不宜攻下甚明，尤其胸胁满不去，则柴胡汤证还在，故以小柴胡汤主之。日本汤本求真对该条体会颇深，他在《皇汉医学》述道："以余之实验，则本方不特限于本病，凡一般之急性、亚急性、慢性胃肠炎，尤小儿之疫痢、消化不良证等，最有奇效……盖余根据本条及下条呕而发热者，小柴胡汤主之，及黄芩汤、黄芩加半夏生姜汤、白虎汤诸条，潜心精思，综合玩索而得之者也。"

（7）《伤寒论》第 379 条："呕而发热者，小柴胡汤主之。"有呕吐、发热多属小柴胡汤证，故以小柴胡汤主之。

（8）《伤寒论》第 230 条："阳明病，胁下硬满，不大便而呕，舌上白苔者，可予小柴胡汤。上焦得通，津液得下，胃气因和，身濈然汗出而解。"此示症见胁下硬满、舌苔白者适宜小柴胡汤治疗。阳明病，虽不大便，但舌苔白而不黄，热还未尽入里。胁下硬满而呕，更是柴胡之证，此亦少阳阳明并病，故可与小柴胡汤通其上焦，则津液得下，胃气自和。上下既通，表里气畅，故身濈然汗出而解。

（9）《伤寒论》第 394 条："伤寒差以后更发热，小柴胡汤主之；脉浮者，以汗解之；脉沉实者，以下解之。"伤寒病愈后，由于不善调摄，而又复发热者，一般多宜小柴胡汤主之。但症见脉浮者，多属太阳表证，则宜汗以解之；如症见脉沉实者，为有宿食在里在下的阳明病，则宜下以解之。

（10）《金匮要略·黄疸病》第 21 条："诸黄，腹痛而呕者，小柴胡汤主之。"腹痛而呕为柴胡证。诸黄疸病若腹痛而呕者，宜小柴胡汤主之。主用小柴胡汤，但具体治疗当加茵陈等药祛黄为宜。

（11）《金匮要略·妇人产后病》第 1 条："问曰：新产妇人有三病，一者病痉，二者病郁冒，三者大便难，何谓也？师曰：新产血虚，多汗出，喜中风，故令病痉；亡血复汗，寒多，故令郁冒；亡津液胃燥，故令大便难。产妇郁冒，其脉微弱，呕不能食，大便反坚，但头汗出，所以然者，血虚而厥，厥而必冒，冒家欲解，必大汗出。以血虚下厥，孤阳上出，故头汗出。所以产后喜汗出者，亡阳血虚，阳气独盛，故当汗出，阴阳乃复，大便坚，呕不能食，小柴胡汤主之。"此示小柴胡汤用于产后郁冒，新产妇人由于亡血多汗、易感冒，往往有痉、郁冒、大便难三种病的发作。首段即在说明三者之所以出现的道理，第二段为专论郁冒证治，其实是承首段概括三病的治法，只以三证中郁冒为主证，因此着重说明其发病原因，及服小柴胡汤后必致瞑眩战汗而解的原理。文中虽未明言痉，但痉即与郁冒同时存在不可不知。

（12）《金匮要略·妇人产后病》："附方（一）:《千金》三物黄芩汤：治妇人草褥自发露得风，四肢苦烦热，头痛者，与小柴胡汤；头不痛但烦者，此汤主之。"产后中风，由于失治使病久不解，因致烦热。若兼见头痛者，予小柴胡汤即解。如头不痛但烦者，已成劳热，宜三物黄芩汤主之。

以上 12 条，可以说是小柴胡汤应用的 12 种病情，亦是小柴胡汤的辨证要点，可知小柴胡汤在临床应用甚广。

仲景还对应用小柴胡汤的注意事项着重论述：

《伤寒论》第 97 条："服柴胡汤已，渴者属阳明，以法治之。"指出：口渴而无小柴胡汤证的阳明病不能用小柴胡汤。"手足温而渴"可用小柴胡汤是因三阳并病有小柴胡方证，单纯的阳明病不能用小柴胡汤。

《伤寒论》第 103 条："太阳病，过经十余日，反二三下之，后四五日，柴胡证仍在者，先与小柴胡汤。呕不止、心下急、郁郁微烦者，为未解也，与大柴胡汤下之愈。"指出与大柴胡汤的鉴别与应用。

《伤寒论》第 149 条："伤寒五六日，呕而发热者，柴胡汤证具，而以他药下之，柴胡证仍在者，复与柴胡汤，此虽已下之，不为逆，必蒸蒸而振，却发热汗出而解。若心下满而硬痛者，此为结胸也，大陷胸汤主之。但满而不痛者，此为痞，柴胡不中与之，宜半夏泻心汤。"此是与大陷胸汤、半夏泻心汤鉴别辨证。

《伤寒论》第 266 条："本太阳病不解，转入少阳者，胁下硬满，干呕不能食，往来寒热，尚未吐下，脉沉紧者，与小柴胡汤。若已吐下、发汗、温针，谵语，柴胡证罢，此为坏病，知犯何逆，以法治之。"又强调无小柴胡汤证不能用其方。

从以上的论述看，仲景对小柴胡汤方证的论述是很详尽的，不但指明了小柴胡汤为太阳病初传少阳的主治方，亦用于太阳少阳、少阳阳明及三阳并病与合病，不论伤寒、杂病，凡有其证者俱宜用之，同时告诫后人，凡不见小柴胡汤方证时，绝不能用之。旨在强调辨方证的重要性，不仔细辨方证，随意用小柴胡汤不但不能见效，还要对人体产生伤害。20 世纪末发生在日本的"小柴胡汤副作用事件"的新闻，即是如此。20 世纪 70 年代初期，近畿大学东洋医学研究所有地滋教授，在和汉药研讨会上发表了"津村小柴胡汤颗粒对慢性肝炎有治疗效果"的报告后，日本服小柴胡汤曾风靡一时，但用药主要是依据西医病名，而不重视中医辨证、辨方证。这里值得一提的是，有地滋反对年轻人学习《伤寒论》，更错误地强调"慢性肝炎、肝硬化患者有关小柴胡汤的'证'消失了，还要继续服用小柴胡汤""汉方非常安全，长期服用也没有问题"，误导人们滥用小柴胡汤，因而造成了188人患间质性肺炎、22人死亡的悲剧。有地滋氏予没有小柴胡汤证的患者给服小柴胡汤并长期服用，不遵守"有是证，用是方"方证对应原则，是造成悲剧的主要原因。经方的理论来自于长期的临床实践，《汉书·艺文志》曰："经方者，本草石之寒温，量疾病之浅深，假药味之滋，因气感之宜，辨五苦六辛，致水火之齐，以通闭解结，反之于平。及失其宜者，以热益热，以寒增寒，精气内伤，不见于外，是所独失也。"以是可知，中医治病的实质，是以药物之偏，纠正疾病之偏，以毒攻毒，不能失其宜。从而可知，所谓"小柴胡汤副作用事件"是不重视中医辨证论治、不辨方证造成"精气内伤，不见于外，是所独失"的结果，称其为"副作用"是不妥的。

除了以上《伤寒论》中有关小柴胡汤加减论述外，临床当然常可据证加减应用，今仅介绍常用的加味方证有：①小柴胡汤加生石膏汤：即于小柴胡汤中加生石膏45～90g，多用于外感表解而烧不退，出现口干舌燥者。肺炎汗出而喘，若有柴胡证，不可予麻杏石甘汤，宜用本方，尤其是小儿肺炎更多见本方证。其他如治疗腮腺炎、淋巴腺炎、乳腺炎、睾丸炎等均有良效。②小柴胡加桔梗汤：原方加桔梗10g，治小柴胡汤症见咽痛，或排痰困难者。③小柴胡加橘皮汤：原方加橘皮12～24g，治小柴胡汤证又见哕逆、噫气，或干嗽频作者。④小柴胡加芍药汤：原方加芍药10～18g，治小柴胡汤证而腹挛痛者。⑤小柴胡加苓术汤：原方加茯苓、苍术各10g，治小柴胡汤证大便溏，或身浮肿而小便不利者。⑥小柴胡加丹参茵陈汤：原方加丹参15～30g、茵陈18g，治小柴胡汤证胸胁满而烦、小便赤、面目身黄者，肝炎患者常见本方证。

2. 柴胡加芒硝汤方证

其方为小柴胡汤加芒硝。其适应证为小柴胡汤方证里有热而大便难者（参考《伤寒论》第104条）。

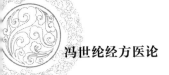

3. 柴胡去半夏加栝蒌汤方证

其方为小柴胡汤去半夏加栝蒌根。其适应证为小柴胡汤方证不呕而渴明显者（《金匮要略·疟病》附方（二））。

4. 柴胡桂枝汤方证

其方为柴胡桂枝各半汤。其适应证为二方证的合并者（《伤寒论》第 146 条、《金匮要略·腹满寒疝宿食病》附方（二））。

5. 大柴胡汤方证

其方为小柴胡汤去人参、甘草，加枳实、芍药、大黄。其适应证为少阳病里实见胸胁苦满、口苦咽干、心下急者（《伤寒论》第 103、136、165 条，《金匮要略·腹满寒疝宿食病》第 12 条）。

6. 柴胡加龙骨牡蛎汤方证

其方为小柴胡汤去甘草，而加治气上冲的桂枝、利尿的茯苓、泻下的大黄、镇静安神的龙骨、牡蛎、铅丹。其适应证为小柴胡汤方症见气冲心悸、二便不利、烦惊不安者（《伤寒论》第 107 条）。

7. 四逆散方证

其方为大柴胡汤去半夏、黄芩、大黄、生姜、大枣。其适应证为形似大柴胡汤方证、不呕且不可下者（《伤寒论》第 318 条）。

以上是半表半里阳证常见方证，因半表半里为诸脏器所在之处，阳证变证也就很多，其方证也就很多，但都是以和解清热，或扶正祛邪为其原则，以上方证可视为少阳病的概略。半表半里阳证，可因误治、体质等原因转变为半表半里阴证（厥阴病），如《伤寒论》第 147 条："伤寒五六日，已发汗而复下之，胸胁满微结、小便不利、渴而不呕、但头汗出、往来寒热、心烦者，此为未解也，柴胡桂枝干姜汤主之。"这是伤寒因误治，传于半表半里，阳气被伤而陷入半表半里阴证即厥阴病，用柴胡桂枝干姜汤治疗，即柴胡剂也用于治疗厥阴病，具体证治，当须仔细研读厥阴病所用方证自可明了。

从以上可知:《伤寒论》所称之少阳病,可概括地说：实质是指人体患病后的症状反映病位在半表半里,病情、病性属阳热之证。其治则是和解清热、扶正祛邪。少阳病常见的方证为：小柴胡汤方证、柴胡加芒硝汤方证、柴胡桂枝汤方证、柴胡去半夏加栝楼汤方证、大柴胡汤方证、柴胡加龙骨牡蛎汤方证、四逆散方证等。

（原载于《中国医药学报》2003 年第 18 卷第 4 期）

第十节　经方的半表半里阴证（厥阴病）

一、厥阴病的概念

经方的厥阴病,是病位在半表半里的阴证,与少阳病相对,在《伤寒论》称为厥阴病。人们对厥阴病争议最多,而厥阴病的提纲更是争论的焦点。

《伤寒论》第 326 条:"厥阴之为病,消渴,气上撞心,心中疼热,饥而不欲食,食则吐蛔,下之利不止。"消渴为热证,厥阴病为半表半里阴证,据"无热恶寒者,发于阴也",三阴病不应有热,厥阴理当不该有热,有人怀疑条文有错误。以下条文大意是说厥阴病上虚下寒,寒乘虚以上迫,因感气上撞心、心中痛热的自觉证,蛔迫于寒而上于膈,故饥而不欲食,食则吐蛔。寒在半表半里本不下利,与寒在里的太阴病自利益甚者不同,但若下之,则并于太阴里证而下利不止。在《伤寒论》中可以作为厥阴病提纲的仅此一条。第329 条:"厥阴病,渴欲饮水者,少少与之愈。"阴证一般多不渴,但虚则引水自救,故厥阴病也有渴者,若渴欲饮水者当然不同真正的消渴。《伤寒论》厥阴病篇只有四条（除上述二条外还有二条）冠有"厥阴病"提首,但未出证治,以下虽出证治,但无一条冠以"厥阴病"字样。《金匮玉函经》有一篇题为"辨厥利呕哕病脉证并治第十",按其内容,表里阴阳俱备,的确是泛论上

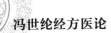

述四病的证治，而非专论厥阴，想必王叔和当时以六经病后出此杂病一篇甚属不类，而厥阴篇只有四条，且无证治，以为即是厥阴续文，乃合为一篇。不过王叔和未尝不曾怀疑，故《金匮玉函经》仍按原文命题，以供后人参考。可惜《金匮玉函经》在元代时流传较少，注家仅据此证治用脏腑理论与上述提纲交相附会，因有厥阴为阴尽阳生之脏，其为病亦阴阳交错、寒热混淆，此又非王叔和所能预见。

其实仲景此篇另有深义，简而言之有三点：①胃为水谷之海、气血之源，胃气和则治，胃气衰则死，凡病之治必须重视胃气，因此取与胃有关的四种常见病，辨其生死缓急和寒热虚实之治，为三阴三阳诸篇做一总结。②同时也告诉医家，表里阴阳包含百病，伤寒、杂病大法无殊，试看桂枝剂、柴胡剂、白虎剂、承气剂、瓜蒂剂、四逆剂等伤寒治方，用之亦治杂病。③此外乌梅丸、当归四逆汤等条虽治厥，但证属厥阴，又不无暗示其为治疗厥阴病的良方。由于半表半里为诸脏器所在，病邪郁集此处往往影响某一脏器或某些脏器，从而出现症状反应，半表半里证病情复杂多变，不似表里为证单纯，较易提出简明的概括特征，如少阳病的口苦、咽干、目眩只说明这是阳热证的必然反应，故对于半表半里阳证来说，这是不够的。至于厥阴病的提法就更成问题了。半表半里阳证、阴证之辨别不可仅凭《伤寒论》所谓少阳和厥阴的提纲为依据。故经方大师胡希恕提出用排除法来判断少阳病与厥阴病，因为表里易知，阴阳易判，凡阳证除外表里者，当属半表半里阳证；凡阴证除外表里者，当属半表半里阴证。

二、厥阴病治则解悟

因厥阴病的概念不清楚，其治疗原则也就含混不清。但人们对乌梅丸是治疗厥阴病的方剂，在认识上是一致的，而对其他方药看法不一，厥阴病就没有其他方证了吗？反复研读厥阴病提纲，联想到乌梅丸中亦有黄连、黄柏，它们也是清热药矣！太阴里阴证治用四逆辈，不用清热药，少阴、表阴证治疗时于桂枝、麻黄方中加附子、细辛等药，皆因"无热恶寒者，发于阴也"。厥阴半表半里阴证也应遵循这一原则，那么乌梅丸也不是治疗厥阴病的方剂？几十年来百思不得其解。由于临床常用柴胡桂枝干姜汤治疗诸多慢性病，疗效颇佳，当进一步探索经方的理论时，时常想柴胡桂枝干姜汤到底是属于少阳病的治剂？还是属于厥阴病的治剂？反复读有关原文时，就会明白，柴胡桂枝干姜汤与乌梅丸相同，属厥阴病治剂，也是治疗半表半里阴证的方剂。

《金匮要略·疟病》："附方（三）：柴胡桂姜汤方治疟寒多，微有热，或但寒不热，服一剂如神效。"再看《伤寒论》第147条："伤寒五六日，已发汗而复下之，胸胁满微结、小便不利、渴而不呕、但头汗出、往来寒热、心烦者，此为未解也，柴胡桂枝干姜汤主之。"可见柴胡桂枝干姜汤原本是治疗"但寒不热"者，也治疗"往来寒热，心烦"者。显然与治疗半表半里阳证的小柴胡汤相类但不相同。相类者，皆用于病在半表半里证也；不同者，小柴胡汤用于阳证，而柴胡桂枝干姜汤用于阴证。因此，柴胡桂枝干姜汤是治疗半表半里阴证厥阴病的典型方剂之一。这样由柴胡桂枝干姜汤、乌梅丸等方证来分析厥阴病，就容易明白厥阴病的概念了。这里也就证明了厥阴病提纲不存在原则性的大问题，即厥阴病可出现上热，但它是上热下寒，以寒为本。它的病机及症状反应符合三阴三阳的病变规律，即"病有发热恶寒者，发于阳也；无热恶寒者，发于阴也"。

不过单纯的表阴证和里阴证，在临床常可遇到，可毫无热症。但半表半里阴证却很少见到无上热者。所常见的柴胡桂枝干姜汤证多是"寒多，微有热，或但寒不热"。《外台秘要》用柴胡桂枝干姜汤"治疟寒多，微有热，或但寒不热"，张路玉注解到："小柴胡汤本阴阳二停之方，可随症之进退，加桂枝、干姜则进而从阳；若加栝楼、石膏则退而从阴，可类推矣。"这里道破了柴胡桂枝干姜汤的天机，明确告诉后人，柴胡桂枝干姜汤是由小柴胡汤变化而来，主要加入桂枝、干姜而成，由治疗半表半里阳证，变为治疗半表半里阴证。半表半里阴证是三阴证之一，本应是"阴不得有热"，当是"但寒不热"，但病在半表半里不同于在表和里，邪有直接的出路，可从汗、吐、下解，故少阴表证、太阴里证不见热症（但表阴证麻黄附子细辛汤方证有"反发热"，因挟饮），而半表半里厥阴病邪无从出、邪无直接出路，故极易寒郁化热，这就可明白治疗"疟寒多"，或"但寒不热"的疟疾为何可以用黄芩了。可知厥阴病提纲中的"消渴，气上撞心，心中热"，乃寒郁化热，因是中寒、下寒，故"饥而不欲食，食则吐蛔"。"消渴"也不过是上热下寒的表现，症似消渴，但不是中医所谓的消渴病。从"饥而不欲食，食则吐蛔"来看，其人虽渴但不欲饮水，甚则饮入则吐，所以不是真正的消渴。第329条曰："厥阴病，渴欲饮水者，少少与之愈。"正是在说明厥阴有渴的特点，更证实似消渴而不是消渴。另外还有

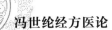

从少阳病转变为厥阴病者，如第147条："伤寒五六日，已发汗而复下之，胸胁满微结、小便不利、渴而不呕、但头汗出、往来寒热、心烦者。"说明原是小柴胡汤证，由于汗、下等误治，致邪热内陷、津液内伤而成半表半里阴证。因此，第326条："厥阴之为病，消渴，气上撞心，心中疼热，饥而不欲食，食则吐蛔，下之利不止。"概括了厥阴病主要特点，并能提示治疗原则，作为厥阴病提纲当是适宜的。而厥阴病概念的主要特点应该是：①"寒多，微有热，或但寒不热"；②上热下寒。这些从治疗厥阴病的方证中可得到印证。

三、厥阴病的主要方证解

1. 柴胡桂枝干姜汤方证

方剂组成：柴胡24g，桂枝9g，干姜6g，天花粉12g，黄芩9g，牡蛎9g，炙甘草6g。

本方适应证为小柴胡去半夏加栝楼汤的变方。黄芩苦寒，伍干姜之辛温以理微结。栝楼根之润得牡蛎之收，更能止渴。桂枝、甘草治气上冲并兼和外邪。人参补中、大枣壅满均非微结所宜，故去之。故本方治柴胡去半夏加栝楼汤证，而见心下微结、气上冲胸于半表半里阴证者。

按：仲景对本方证的论述只有一条，即《伤寒论》第147条。而在《金匮要略·疟病》仅以附方附后，但示"治疟寒多，微有热，或但寒不热"实有深义，已在前论述。本方证对辨别厥阴病有特殊意义，宜注意。

2. 乌梅丸方证

方剂组成：乌梅300枚，细辛48g，干姜90g，黄连134g，当归42g，炮附子48g。蜀椒42g，桂枝48g，人参48g，黄柏48g。

本方主以细辛、附子、干姜、蜀椒祛在下之寒，辅以黄连、黄柏清在上之热。另以人参、当归补气血，桂枝降其冲气。妙在主用乌梅渍之苦酒，大酸大敛，一方面有助于人参、当归以补虚，一方面有助于黄连、黄柏以治泻，并且还可以制约细辛、附子、干姜、蜀椒的过于辛散。

此为固脱止利的妙剂，适用于上热下迫，虚热上浮，适用于上热下寒的胸胁腹痛、腹泻等半表半里阴证。

3. 半夏泻心汤方证

方剂组成：半夏 12g，黄芩 9g，干姜 9g，炙甘草 9g，人参 9g，黄连 3g，大枣 4 枚。

适应证为半表半里阴证，呈现上热下寒，呕而肠鸣、心下痞硬者。

按:《伤寒论》第 149 条："伤寒五六日，呕而发热者，柴胡汤证具，而以他药下之，柴胡证仍在者，复与柴胡汤，此虽已下之，不为逆，必蒸蒸而振，却发热汗出而解。若心下满而硬痛者，此为结胸也，大陷胸汤主之；但满而不痛者，此为痞，柴胡不中与之，宜半夏泻心汤。"

这里不但详细说明了该方证的形成，原是半表半里阳证的小柴胡汤证，误以下法治之而陷于半表半里阴证，即厥阴病，故柴胡不中与之，应以治疗厥阴病的半夏泻心汤治疗，还说明了该方与大陷胸汤、大柴胡汤的鉴别。宜注意。

4. 甘草泻心汤方证

其方为半夏泻心汤增量甘草。
其适应证为半夏泻心汤证中气较虚而急迫者。

5. 生姜泻心汤方证

其方为半夏泻心汤减干姜量，而加大量生姜。
其适应证为半夏泻心汤证寒饮较重、呕逆下利较甚者。

6. 干姜黄连黄芩人参汤方证

其方为半夏泻心汤去大枣、甘草、半夏。
其适应证为上热下寒见胸中烦热、呕吐、下利、心下痞满者。

7. 黄连汤方证

其方为半夏泻心汤去黄芩加桂枝。
其适应证为半夏泻心汤症见心烦、腹痛、呕逆者。

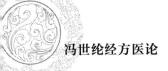

8. 六物黄芩汤方证

其方为黄连汤去黄连、甘草而加黄芩。

其适应证为干呕、下利而心下痞满者。

以上八方证，其方剂组成皆为辛开苦降，其证皆为上热下寒，即皆属半表半里阴证，这些方证都有应验于厥阴病提纲。

总结

以上是有关厥阴病概念、治则和主要方证的探讨。《伤寒论》撰写特点之一，是前详后略，太阳病篇最详，是论述了与其他病的鉴别及证治方证。厥阴病放在最后内容最少，是因证治方证已在前论述。又由于历史的原因，成无己以《内经》注《伤寒论》，忽视了经方自成体系的理论，而使许多问题终未解决。要真正解读《伤寒论》，必须要弄清它原有的理论体系，这样认识其庐山真面貌就不难了，对厥阴病的认识即是如此。依照经方理论，厥阴病是病位在半表半里的阴性证，用温药治疗这是无疑的。表阴证少阴病用温药、里阴证太阴病用温药、半表半里阴证厥阴病用温药是相同的道理，而且多是干姜、附子、细辛等，所用温药几乎相同，只是加于不同的方证中。

以是可知，经方是先有方证，后有八纲，再有六经，六经来自八纲。六经病的判断方法，在《伤寒论》都有提纲，并明确了三阴三阳的特征，即"病有发热恶寒者，发于阳也；无热恶寒者，发于阴也"。这样判定六经各证就是很简单的事了。但是厥阴病是较特殊的病，因病邪处于半表半里，邪无直接出路，易呈现寒郁化热，所以上热下寒为多见，但寒不热者较少见。通过临床体会，遵用胡希恕老师排除法，可明了厥阴病最典型代表方证应是柴胡桂枝干姜汤，其它尚有乌梅丸、半夏泻心汤、甘草泻心汤、生姜泻心汤、干姜黄连黄芩人参汤、黄连汤等。依《伤寒论》厥阴病提纲，可正确判定厥阴病，说明厥阴病当属半表半里阴证，有提纲、有方证，不失为六经的完整篇章之一。

（原载于《中国医药学报》2003 年第 18 卷第 5 期）

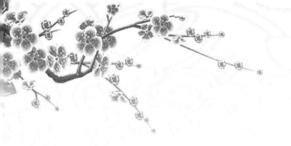

第二章　方证辨证论

第一节　经方的方证体系

刘渡舟老师在第一次中日《伤寒论》学术讨论会上讲："使用经方的关键在于抓住主证。"并指出，"本书内容多能理论联系实际，体现了中国医学辨证论治的独特体系"，提示了方证体系在《伤寒论》中的重要性。

一、方证概念

《伤寒论》有桂枝证（第34条）（赵开美本，以下同）、柴胡证（第104条）等名称，是以方名证的范例。实际《伤寒论》共有257方，都是"证以方名，名由证立，有一证必有一方，有是证必有是方，方证一体"的内容，这便是《伤寒论》的主要构成。凡读过《伤寒论》的人都清楚，它的主要内容是257个方剂和其适应证，是论述某方剂的适应证即某方证，如桂枝汤方证、麻黄汤方证、承气汤方证等。这种以方名证的形成，是古人长期医疗经验的总结，是经方发展的特点，也是构成《伤寒论》的主要内容和理论体系的特点。

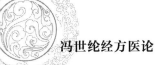

二、经方的渊源是古代方证

《汉书·艺文志》记载"经方"有十一家，把古代医方皆称为经方，自《汤液经》集成，则初步形成了辨证论治框架，至《伤寒论》则形成了完整的辨证论治体系。对于张仲景撰写《伤寒论》的渊源，历来存有争议。近来随着考古、考证学的发展，人们逐渐明了，《伤寒论》是属于《神农本草经》《汤液经》经方流派。尤其引人注目的是，《伤寒论》的主要内容源自于《汤液经》，尤其以道家的大小、二旦、六神为名的 60 个方剂及其适应证。如桂枝汤方证源自于小阳旦汤方证；麻黄汤方证源自于小青龙汤方证；小青龙汤方证源自于大青龙汤方证；黄芩汤方证源自于小阴旦汤方证；小柴胡汤方证源自于大阴旦汤方证；白虎汤方证源自于小白虎汤方证；竹叶石膏汤方证源自于大白虎汤方证；黄连阿胶鸡子黄汤方证源自于小朱鸟（雀）汤方证；真武汤方证源自于小玄武汤方证……关于张仲景改变方证名称的原因，陶弘景说得很清楚："张机撰《伤寒论》避道家之称，故其方皆非正名也，但以某药名之，以推主为识之耳。"由陶弘景所著的《辅行诀脏腑用药法要》可清楚看到:《汤液经》的主要内容，是记述前人所用某个方剂的组成和其适应证，张仲景主要依据这些方证撰成了《伤寒论》。此外，1973 年我国长沙出土的《马王堆汉墓帛书》中，有不少与《伤寒论》相似的内容，如冬葵子治小便不利、乌头治痹痛、烧裈散治瘥后劳复阴阳易、风引汤治疗热瘫痫等，此书比《内经》成书还早，说明经方的渊源是古代的诸多方证。

三、六经理论的形成诞生了《伤寒论》

由《汤液经》可看到，其主要内容是记述前人所用经验方药和其适应证，丰富的方证是前人长期临床经验总结，并已有八纲辨证内涵，孕育着经方理论的形成。张仲景通过总结《汤液经》等方证和众多医书经验，"方以类聚，物以群分"，用八纲归类，并结合疾病的病性（寒、热、虚、实、阴、阳）、病位（表、里、半表半里），把方证大体分为六类：①用于发热、恶寒、身疼、脉浮等症的方证类，如桂枝汤方证、麻黄汤方证，这些方证病位在表，病性属实热，称为表阳证（太阳病）；②用于发热、汗出、口渴、大便难、脉数等症的方证类，如白虎汤方证、大承气汤方证等，这些方证病位在里，病性属实热，称为里阳证（阳明病）；③用于寒热往来、口苦咽干、胸胁苦满、目眩等症的方证类，如小柴胡汤方证、大柴胡汤方证等，这些方证病位在半表半里，病性属实热，称为半表半里阳证（少阳病）；④用于恶寒、无热、脉微细、但欲寐等症的方证类，如麻黄附子甘草汤方证、麻黄附子细辛汤等方证类，这些方证病位在表，病性属虚寒，称为表阴证（少阴病）；⑤用于自利不渴、腹满而吐、食不下等症的方证类，如理中汤方证、附子理中汤方证、吴茱萸汤等方证，这些方证病位在里，病性属虚寒，称为里虚寒阴证（太阴病）；⑥用于消渴、称为半表半里阴证（厥阴病）。

这便是张仲景总结完成的经方的方证和六经理论体系，也即《神农本草经》和《汤液经》时代已积累了许多前人治疗有效验方、经方和理论，孕育着经方方证和理论的形成，张仲景是经方方证和理论的"接生婆"，使《伤寒论》降生于汉代。

四、方证给人以规矩

历代医家对《伤寒论》的所谓"六经实质"等问题认识分歧，争论不休，但都能应用其方药治好不少疾病，这是为什么呢？这是因为每位医生都掌握了《伤寒论》的一些方剂和适应证。由于中国地大物博，文化发达，在古代即存在百花齐放、百家争鸣的学术空气。中医也是如此，在春战国时代已存在不同的流派，表现在对疾病症状的认识、病因病机的解释有所不同，对药物的性能、主治叙述不同，发展到现代，更是八仙过海，各显神通。如症见心下逆满，气上冲胸，起则头眩，心悸短气等症，有的人认为是脾阳虚弱，水气上犯；有的人认为是肾阳虚弱，水饮上迫；有的人认为是伤寒表不解，心下有水气……但治疗时有可能都用苓桂术甘汤这一方药。这是因为，他们都熟悉《伤寒论》苓桂术甘汤这一方药及其适应证，在对苓桂术甘汤方证的理解上是一致的，是经方的方证经验给了后人以规矩。因此陈修园在《长沙方歌括·小引》中指出："大抵入手功夫即以仲圣之方为据，有此病，必用此方，用此方，必用此药……论中桂枝证、麻黄证、柴胡证、承气证等以方名证，明明提出大眼

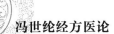

目。"意思是说学习经方和《伤寒论》的关键之处，是要掌握各个方证。

六经和八纲，是辨证的基础，并于此基础上即可制定治疗的准则，不过若说在临床实际应用，这还是远远不够的。例如太阳病依法当发汗，但发汗的方剂很多，是否任取一种发汗方药即可用之有效呢？实际是不行的，因为中医辨证，不只是辨六经八纲，而更重要的还要辨方药的适应证，即辨方证。太阳病当然要发汗，但发汗必须选用适应整体情况的方药。具体地讲，除了太阳病的一般特征外，同时还要详审其他情况，选用全面适应的发汗药，才能取得预期的疗效。如太阳病，若头痛发热、身痛、腰痛、骨节疼痛、恶风、无汗而喘者，则宜桂枝汤；若项背强几几、无汗恶风者，则宜葛根汤；若脉浮紧、发热、恶寒、身疼痛、不汗出而烦躁者，则宜与大青龙汤……以上诸方均属太阳病的发汗剂，但各有其不同的适应证，若用得其反，不但无效，反而有害，造成所谓"独失"此，辨方证是六经八纲辨证的继续，是更具体、进一步的辨证，中医治病有无疗效，其关键就在于辨方证是否正确。

五、辨方证与对号入座

以上所述已说明，用经方治疗各种疾病，是在六经辨证后再进一步辨方证，要掌握方药和方剂的适应证。但有的人误认为用经方、《伤寒论》方只要记住一些方药和其适应证就行了，不必再学习其理论；有的甚至认为经方不辨证，只要套用《伤寒论》条文，什么方治什么病"对号入座"就行了。这是错误的认识，其错误在于没有认识到辨方证是继六经八纲辨证之后更具体、更详细的辨证，没有六经八纲理论指导为前提，就不能把握方证。刘渡舟老师说："失去了客观的依据与理论指导，辨证论治也就成了无源之水和无本之木，这必然悖离中医之道。"中医有许多方书，记载了许多方剂和其适应证，但都比不上《伤寒论》影响广泛、深远，原因之一，是因为没有像《伤寒论》那样完整的、富有科学性的、严密的理论体系。例如桂枝汤方证，不但写明了它的方药组成和适应证，而且更强调了它属于营卫不和的太阳病，必须在六经辨证理论指导下才能准确使用桂枝汤，不深入研究经方的理论是不会运用桂枝汤的。为此，张仲景列举了许多桂枝汤的类似证，症状乍看是桂枝汤方证，实际不是桂枝汤方证。如第28条："服桂枝汤，或下之，仍头项痛，翕翕发热。"第152

条："其人漐漐汗出，发作有时，头痛。"第 166 条："病如桂枝证……寸脉微浮。"与桂枝汤方证的某些症状相似，但由于病位、病性、水、饮、痰等不同，与营卫不和有本质的区别。要辨清属哪个方证，必须要清楚《伤寒论》有关六经、八纲及各个方证的病因病机，不但要了解每个方证的适应证，还要清楚每个方证的禁忌证、变证等。那种只知其一，不知其二的对号入座式的治疗，往往贻误病情，加重病情。那种误认为辨方证就是对号入座的看法，还是没有理解仲景"随证治之"的原则，且不知在《伤寒论》中，仅针对桂枝汤方证的发展变化，就列举了 28 个本证和 18 个变证，甚至药味不变，只一味药的剂量变化，也要考虑与证相适应，方证名称也随之改变。如桂枝加桂汤方证，只是把桂枝增加二两，则适用于"气从少腹上冲心"证者，其辨证之具体、细细入微可见一斑。因此，柯琴指出："仲景之方，因证而设，非因经而设，见此证便用此方，是仲景活法。"即是说辨方证是临床更具体、更灵活的辨证。实际对经方、《伤寒论》的理解，有识之士早已看到这一点，如孙思邈、方有执、柯琴等，日本的"古方派"提倡的"方证相对""方证对应"论，其本质也是辨方证。刘渡舟老师更是重视方证研究，并且认为提出"方证相对论"的是孙思邈，他说：最早提出"方证相对论"的，既不是明清的"错简派"医家，也不是日本江户时代的"古方派"医家，乃是公元 682 年唐朝的伟大医学家孙思邈。孙思邈在《千金翼方·卷九》一篇序文中说："论曰：伤寒热病，自古有之，名贤睿哲，多所防御，至于仲景，特有神书……旧法方证，意义幽隐，乃令近智所迷，览之者造次难悟，中庸之士，绝而不思……今以方证同条，比类相附。"

六、对方证的再认识

由于《伤寒论》的方证经临床千锤百炼，不论是经方派，还是时方派，都注重应用和研究，对其认识也就不断深化，逐渐认识到辨方证的科学性。如沈自尹认为："从广义上说，以汤方辨证亦属辨证范围，故称之为方剂辨证……以药物的系统一方，来调节病理的系统一证，寻找方剂效应值的一体化，就是方剂辨证的涵义所在。现行中医的各种辨证立法，侧重于从疾病的病因、病理、病位、病性、病状表现、病势阶段、分型等方面辨识疾病过程，旨在探求病体的症结所在。而方剂辨证所探求者，除此之外，还在于探求方药的效能所主及方证的契合关系等……一定意义上说，它可概括整个辨证施治的内容。"这里很清楚地指出了辨方证不是简单地对号入座，而是更详细、更具体、更全面地辨证论治。不少人认识到了辨方证的重要意义，中药治病，不在用药多少，而在方证相应。如何天麟说："在临证处方时，一般认为对'症'下药疗效较好。"实际亦不尽然，笔者曾治一女孩，因感寒而发热喘咳，脉浮，苔白，初投小青龙汤加杏仁两剂，热平，咳减，但喘仍作，小便甚少。二诊见原方已效，乃加茯苓利水，服后病不减而尿仍少。三诊时于前方去麻黄续服，喘咳止，小便亦畅。岳美中治一妇女，患者有慢性肾炎，血尿、尿频、腰痛，投猪苓汤三剂而愈。月余，病又复发，因虑其虚，增入山药一味，病反转重，复用猪苓汤原方而效。后病再复发，又增海金沙一味，竟又不效，再用猪苓汤原方而效。于此获得更大启发，正如《沈括良方·自序》所说："药之单用为易知，药之复用为难知。世之处方者，以一药为不足，又以众药益之，殊不知药之有相使者、相反者，有相合而性易者，可知方有常方，法无常法，在辨证论治基础上，执一法不如守一方。"是说辨方证一定要准确，加减用药也要像桂枝加桂汤那样，要对证而不是对症。经方的方证在临床运用已有几千年的历史，只要认准了有是证，则就用是方，不要随便加减，多余地加减，往往造成画蛇添足，欲治反误。

我国历来重视方剂和适应证的研究，后世方如潮涌出现，皆是证明，如《千金要方》《和剂局方》《太平圣惠方》等，其内容主要是讲方证。《伤寒论》不但有方证经验，而且还有完整的理论体系，因此在国内外广为传播，尤其对日本汉方医学影响深刻。日本明治维新时期，决策者要取消汉方医，当时身为西医的汤本求真先生，眼看着独生女儿因腹泻用西药治疗无效被夺去生命，因之悲愤感慨不已，转而发奋学习《伤寒论》，临床应用效如桴鼓，并结合临床著成了《皇汉医学》，于是又使日本的汉方医学重振旗鼓，使方证对应派成为日本的主流派。近来不少人从临床和实验室探讨了方证对应关系。如伊藤嘉纪通过五苓散方证的研究认为：五苓散方证的病理状态，是渗透压调节点的降低，其利尿作用是通过调整调节点来使水液代谢恢复正常的。给正常人和动物服五苓散看不到利尿现象，如让人和动物大量出汗，造成机体津伤表虚，出现五苓散方证后，再给服五苓散，则看到明显地利尿作用。因而认为五苓散与五苓散方证之间，存在着特异的方证对应关系。藤平健在论述出血病的治疗时指出，中医的处方，是由几个生药组成具有独特治疗效果的方剂，这个处方可看作一个齿轮，而出血病可表现出各种症状，这些不同的症状好似不同的齿轮，两者如能紧密咬合，则可使疾病很快治愈，如两方面的齿轮咬合不紧，就像汽车中的齿轮一样，若齿轮不合，则汽车不能开动，也就是说，治病方药不对证，治疗也就无效。

总之，方证是经方、《伤寒论》的主要构成，经方的辨证论治，不仅要辨六经，更重要的是辨方证，这就是经方方证体系的重要特点。

（原载于《中国中医药报》2002 年第 17 卷第 10 期）

第二节　方证是辨证的尖端

近有人谓："方证对应是日本人先提出来的。""医经有理论，经方无理论，张仲景用医经的理论指导用经方，发明了辨证论治。"怎样认识经方，怎样认识经方方证，怎样认识方证对应，是我们探讨的重要课题。

一、方证概念

1982 年讲座录音讲到了六经与方证概念："辨证在书中是这个样子，先辨六经……他知道用哪一种法则来治疗这个病。应该用什么方药，他还要进一步追，那就是辨方证了。太阳病的治疗：有汗之中风证用桂枝汤，无汗之伤寒证用麻黄汤。其中随着证候千差万别，又衍化出众多的加减方：如桂枝汤证项背强甚，则加葛根；桂枝汤证里虚有寒而脉沉迟，则加芍药、生姜、人参为新加汤。可见仲景辨证是由'六经'至'方证'范围逐渐缩小，最终使方证相对，使方药恰好适合症状，故辨方证是辨证的尖端。"

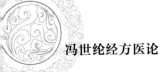

1. 什么叫方证

胡希恕先生指出："方药的适应证，简称之为方证，某方的适应证，即称之为某方证，如桂枝汤证、麻黄汤证、葛根汤证、大青龙汤证、柴胡汤证、白虎汤证等。方证是六经八纲辨证的继续，即辨证的尖端，中医治病有无疗效，其关键就是在于方证是否辨证正确。"方证涵盖了方药和适应证，例如桂枝汤方证，其方剂组成：桂枝、芍药、生姜、大枣、炙甘草，谓为桂枝汤方。其适应证为：发热、汗出、恶风、脉浮缓，谓为桂枝汤适应证，提到桂枝汤方证，即知包括了它的方药组成和适应证。其他如麻黄汤方证、小柴胡汤方证、白虎汤方证等皆是如此。

2. 方证是《伤寒论》的主要构成

仲景书有桂枝证、柴胡证等名称，是以方名证的范例。实际《伤寒论》共有260多个方证，都是"证以方名，名由证立，有一证必有一方，有是证必有是方，方证一体"的内容，这便是《伤寒论》的主要构成。

这种以方名证的形成，是由神农时代开始，古人长期医疗经验的总结，是经方发展的特点，也是构成《伤寒论》的主要内容和理论体系的特点。

3. 经方的方证基础理论是八纲

首先明确，经方的方证是有理论的，其理论是八纲。方证本八纲之理：方证体现了八纲辨证，从《神农本草经》和《汤液经》及《伤寒论》看，可知经方的每一方证，不同于一般的方剂，它既代表了该方药物的组成，亦包括了该方的适应证。更值得注意的是，标明方药功用性能者为"本草石之寒温"，即以八纲为基础理论，标明证候特点者为"量疾病的浅深"，亦以八纲为理论。经方实践者通过临床反复观察，把有效方证记录下来，每一个方证都是经过几十代反复实践、验证取得的经验总结，其科学性通过了历史的考验。可知方证之方，是经历史考验之方，证是经历史考证之证，方证既涵方药，亦涵相适应的证，既有理，亦有法，故吉益东洞在《方极》自序中云："夫仲景之为方也有法，方证相对也。"这里说明了方证即涵方证对应、方证相应、方证相对之理。

这里顺便要提到的是，有人看到吉益东洞在《方极》有"方证相对"一词，便认为方证相对是吉益东洞首先提出，又有人谓孙思邈先提出，这亦是对方证的认识不清所致。我们已知方证的起源为神农时代，自然可知，方证相对即始于神农时代。同时还要注意的是，有些医者，凡谓中医理论，必以五行六气、经络脏腑等理论笼罩贯穿；或见《伤寒论》以六经分篇，则认为其理论来自于《内经》，这主要是不懂得中医有两大理论体系。经方之祖为八纲，以《内经》的五行六气解《伤寒论》，难免牵强附会，驴唇不对马嘴，恰是杨绍伊所称"不数伊尹而数岐黄，何异家乘不系祖祢而谱牒东邻也"，造成误解的原因不止一端，但最主要还是对方证认识不足。

4. 方证起源于神农时代

一些人不明方证概念，认为方证起源于《伤寒论》，根据是《伤寒论》第317条的通脉四逆汤方后注"病皆与方相应者，乃服之"，仍是对经方的方证缺乏认识的表现。

经方的方证起源于神农时代，传说"神农一日遇七十毒"，是先民与疾病斗争的缩影，标明祖先生活在大自然界，难免生病，病后据反映出的症状，用对应有效药物治疗。在寻找治疗疾病的药物时，古人经历了反复探索。在远古没有文字记录时通过口头传承。《神农本草经》中"治寒以热药，治热以寒药"的论述，根据症状反应用相对应的药物治疗，反映了经方科学的起源是根据人患病后出现的症状，以八纲辨证、以八纲辨药，开创了以八纲辨证的经方医学体系的起源。

书中更详细记述了365味药物，以四气五味适用于人体患病后表现出表、里、寒、热、虚、实、阴、阳的症状论述，显示了单味药防治疾病的经验，其述证主用八纲理论，标志经方方证的起源。神农时代积累了许多单方治病经验，即形成了许多单方方证经验，其代表著作是《神农本草经》，至东汉张仲景继承和发展了这些方证，记载于《伤寒论》，其中有不少单方方证，如甘草汤方证、乌头汤方证、苦参汤方证、瓜蒂汤方证等。亦记载了许多复方方证。证在表用汗法，证在里用吐法、下法，先用单味药治疗，后用复方治疗，做到方证对应治愈疾病。

这里应注意到，经方在神农时代即形成了辨证论治理论。

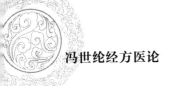

二、什么叫方证对应

1. 首先认识经方的主要理论

方证对应，又称方证相对、方证应对，原本是经方、《伤寒论》的主要内容及理论之一，因存在"《伤寒论》研究史上的误读传统"（李心机），造成了对《伤寒论》的误读，一千多年来读不懂《伤寒论》，方证对应亦难免误读。

正确认识方证对应，首先要明确经方的主要理论和方证对应的内涵。评价一门医学理论是否科学，主要看其理论是否能够正确指导临床、是否疗效确切，而经方、《伤寒论》的科学性为世界所共认，应当指出的是，其中的方证是决定疗效的关键。有人怀疑中医不科学，经方的方证不过是经验之方而已，不具科学性，其主要原因是对中医，尤其是对经方发展史缺乏认识，对经方理论缺乏认识，这里首先要解读方证的科学内涵。

胡希恕先生提出，《伤寒论》的"六经来自八纲，治病先辨六经，继辨方证，做到方证对应治愈疾病"，这即是经方的主要理论。临床治病又常强调：治病是否有效关键在于方证对应。有人因对方证对应的内涵不了解，故认为"这太简单了"。认为《伤寒论》的主要理论是经络脏腑、五行六气、气化学说等。这是因为没有认识到中医有两大医学体系，受误读传统影响，认为一切理论皆来源于《内经》。经方有自己的原创思维及科学理论体系。排除误读传统则易明了：经方起源于上古神农时代，初用单味药治病即用八纲理论，用单味药治病即体现"本草石之寒温，量疾病之浅深"；发展至复方治病仍然是用八纲理论。经方发展至汉代，病位概念增加了半表半里，而形成六经辨证理论体系。

2. 辨方证的目的是方证对应

胡希恕先生提出：《伤寒论》的"六经来自八纲，治病先辨六经，继辨方证，做到方证对应治愈疾病"可知辨方证的目的是达到方证对应。这即是经方的主要理论。

胡希恕先生讲太阳病时指出：辨证施治，先辨六经，辨出太阳病，你还得通过辨寒热虚实，辨出中风和伤寒这两个类型，在此原则的基础上，要是中风必用桂枝汤法，伤寒必用麻黄汤。但是无论是中风或伤寒，其症状还是千差万变的，还得因证而施，就是具体情况具体分析，所以桂枝汤有很多加减方，麻黄汤也有很多加减方，还得根据寒热虚实继续辨证，直到方药恰好合适为止。

《伤寒论》的主要内容，是历代用方证治病的经验总结，处处体现方证对应，如《伤寒论》第20条"太阳病，发汗，遂漏不止，其人恶风，小便难，四肢微急，难以屈伸者，桂枝加附子汤主之"；第21条"太阳病，下之后，脉促、胸满者，桂枝去芍药汤主之"是讲证与方对应，当然也包含了证与药对应。更值得注意的是证与药的对应，如《伤寒论》第117条："烧针令其汗，针处被寒，核起而赤者，必发奔豚。气从少腹上冲心者，灸其核上各一壮，与桂枝加桂汤，更加桂二两也。"请注意，桂枝汤组成的五味药不变，只是增加桂枝的用量，即不再称谓为桂枝汤，而改称谓为桂枝加桂汤，其适应证亦不再称桂枝汤证，而改称为桂枝加桂汤证。说明了经方方证对应的严谨科学性和精准性，不只是证与方对应，不只是证与药的组成对应，更强调证与药量对应。为了实现方证对应，不但表现在处方遣药上，更详载于服法上，如桂枝汤服用方法："右五味，㕮咀三味，以水七升，微火煮取三升，去滓，适寒温，服一升。服已须臾，啜热稀粥一升余，以助药力，温覆令一时许，遍身漐漐微似汗者益佳，不可令如水流离，病必不除。若一服汗出病差，停后服，不必尽剂；若不汗，更服，依前法；又不汗，后服小促其间，半日许令三服尽。若病重者，一日一夜服，周时观之，服一剂尽，病证犹在者，更作服；若汗不出，乃服至二、三剂。"可知经方家为了实现方证对应，不但仔细辨方证，选用适应的方药，还积累了使方证对应的服药方法，以求方药与证恰到好处，达到一把钥匙开一把锁的精确程度。

三、方证经验积累产生六经辨证

1.《神农本草经》标志了经方方证的起源

《神农本草经》的药物记载，实质是单方证，如"瓜蒂：味苦，寒。主治大水……咳逆上气，食诸果不消，病在胸腹中"。到东汉便成为一物瓜蒂汤方证，记载于《金匮要略·痉湿暍》第27条："太阳中暍，身热疼重，而脉微弱，此以夏月伤冷水，水行皮中所致也，一物瓜蒂汤主之。"说明一物瓜蒂汤方证是源于《神农本草经》瓜蒂的适应证。相类的方证在仲景书尚有：苦参汤方证、大乌头煎方证、百合洗方证、文蛤散证、狼牙汤证、大猪胆汁方证、红蓝花酒方证、雄黄熏方证、蛇床子散方证、诃梨勒散方证、鸡屎白散方证、蜜煎导方证、烧裈散方证、甘草汤方证……说明单方方证产生于远古神农时代，至汉代逐渐细化、标准化。

2.《汤液经》体现了复方方证的发展

《神农本草经》反映了古人据证，用单味药治疗的经验，即单方证经验。在这个过程中，古人逐渐认识到，有些病需要二味、三味，甚至更多的药物组成方剂治疗，这样逐渐形成了用什么方，治疗什么证，即复方证经验，其代表著作为《汤液经》。

《汉书·艺文志·方技略》有"《汤液经》三十二卷"记载，证明汉代以前确有此书，并简述了经方医学的特点："经方者，本草石之寒温，量疾病之浅深，假药味之滋，因气感之宜，辨五苦六辛，致水火之齐，以通闭解结，反之于平；及失其宜者，以热益热，以寒增寒，精气内伤，不见于外，是所独失也。"即说明，经方的复方也是用药物的寒热温凉，治疗疾病的寒热虚实，并根据疾病症状在表还是在里的不同，采用不同的方法治疗，使人体达到阴阳平衡。这里的基本理论即八纲辨证，与《神农本草经》是一脉相承的。

3.《伤寒论》标志着方证理论的发展、六经理论体系的形成

方证的运用，由单方至复方有着漫长的历史过程，采用的理论是八纲辨证，由《神农本草经》《汤液经》可窥见一斑，其主要特点：汤液时代只见本草石之寒温，量疾病之浅深，即在表用汗法，在里用吐下法。

但后来通过《伤寒论》（东汉）观察到，有些疾病既不属表，又不属里，治疗时既不能用汗法，亦不能用吐下的方药，这些方证的病位属于半表半里，治用和法，本来用八纲辨证，今于表里病位加入了半表半里病位的概念，因使八纲辨证上升至六经辨证。

四、方证是《伤寒论》的基本构成

很明确的一点，在《内经》中找不到方证一词，与半表半里、阳气重、阳微结、脉促等一样，方证是经方独特的理念和称谓。

仲景书有桂枝证、柴胡证等名称，是以方名证的范例。实际《伤寒论》共有 260 方都是"证以方名，名由证立，有一证必有一方，有是证必有是方，方证一体"的内容，这便是《伤寒论》的主要构成。这种以方名证的形成，是古人长期医疗经验的总结，是经方发展的特点，也是构成《伤寒论》的主要内容和理论体系的特点。

对照《汤液经》和《伤寒论》的方证皆体现了八纲辨证，不同的是《伤寒论》突显了六个辨证提纲，这就是后世所称的六经提纲，可知东汉时张仲景总结方证经验，通过临床实践认识到人患病种类繁多，但病证归类为六类证，即三阳类证和三阴类证。

三阳类证，即：①太阳病类方证，其共同的适应证为脉浮，头项强痛而恶寒，治以汗，属于这一类的方证有桂枝汤、麻黄汤、葛根汤、桂枝加桂汤、桂枝加黄芪汤、栝楼桂枝汤等方证；②阳明病类方证，其共同的适应证为胃家实证。治以吐下清，属于这类方证有大承气汤、小承气汤、调胃承气汤、白虎汤、瓜蒂散、大黄甘草汤等方证；③少阳病类方证，其共同的适应证为口苦，咽干，目眩等证，治以和解，这类方证有小柴胡汤、柴胡桂枝汤、黄芩汤、桔梗甘草汤等。

三阴类证为：①少阴病类方证，其共同的适应证为脉微细，但欲寐等证，治以强壮发汗，这类方证为麻黄附子甘草汤、白通汤、桂枝加附子汤、桂枝附子汤、桂枝去芍药加附子汤等方证；②太阴病类方证，其共同的适应证为腹满时吐，食不下，自利益甚等证，治以温中，这类方证有理中汤、四逆汤、通脉四逆汤、大建中汤、吴茱萸汤、甘草干姜汤等方证；③厥阴病类方证，其共同的适应证为消渴，气上撞心，心中痛热，时腹自痛，饥而不欲食，食则吐蛔，下之利不止，治以温下清上，这一类方证有柴胡桂枝干姜汤、乌梅丸、半夏泻心汤、生姜泻心汤、甘草泻心汤、黄连汤、麻黄升麻汤等方证。

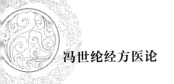

五、方证的深切涵义

1. 方证与六经密不可分

前已所述，在方证经验总结的基础上产生了六经，而六经的产生更能正确指导辨方证。

在临床实践中认识到表分阴阳，里分阴阳，半表半里分阴阳，这样三个病位，两种病情，六类证各有特点，这些特点便是六个提纲，这便是在东汉时形成的六经提纲，即六经辨证理论体系。

六经辨证是以方证治病的经验总结，吸取了经验教训，因此，临床治病要先辨六经，继辨方证，求得方证对应治愈疾病。学习《伤寒论》亦应明确六经的实质，然后认识《伤寒论》的方证。

当前，大家普遍重视《伤寒论》的方证，但对《伤寒论》的理论重视不够，对六经重视同样不足。

人类患病非常复杂，可出现各种各样症状，呈现各种方证，难于辨认，但有了六经理论，便可认清大方向，即先辨清病位、病情，更容易辨清方证。

2. 治病落实到方证

六经和八纲，是辨证的基础，并于此基础上即可制定治疗的准则，不过涉及临床实际应用，这还是远远不够的。例如太阳病依法当发汗，但发汗的方剂很多，是否任取一种发汗方药即可用之有效呢？实际是不行的，因为中医辨证，不只是辨六经八纲，而更重要的还要辨方药的适应证，即辨方证。

经方治病落实到方证，学习《伤寒论》的关键之处，重在掌握各个方证，后世许多经方家对此皆有论述，如陈修园在《长沙方歌括》指出："大抵入手功夫，即以伊圣之方为据，有此病，必用此方……论中桂枝证、麻黄证、柴胡证、承气证等以方名证，明明提出大眼目。"因此，辨方证是六经辨证、八纲辨证的继续，是更具体、更进一步的辨证，中医治病有无疗效，其关键就在于辨方证是否正确。方证相应是临床治病取效的前提，故经方大师胡希恕先生，把辨方证称之为最高级辨证，把辨方证称之为辨证的尖端，并指出家传秘方亦属辨方证，胡希恕先生说道："众所周知，农村常有以家藏秘方专治某病者，虽于辨证论治毫无所知，但于其秘方的应用，确心中有数（掌握适应证），因而往往有验。不过读者于此必须注意，凡是有验方剂，无论用者知与不知，若分析其主治（即方证），则均属六经八纲的细目，这是可以断言的。"辨方证的科学性、学术价值，不但为遵用方证理论者所证实，而且也为不遵用其理论者所反证。如20世纪90年代日本的"小柴胡汤副作用死亡事件"，震惊日本，耐人寻味，汉方研究者栗岛行春指出："让慢性肝炎、肝硬化等患者长期服用小柴胡汤，发生间质性肺炎，进而死亡，是由一个追求名利的医师发表论文开始的，是不学习中医理论，只用西医的病名来决定处方的结果，是研究失败的根本，而把责任归因于小柴胡汤有副作用，是错上加错。"他更强调了"让没有了小柴胡汤方证的患者，长期服用小柴胡汤"是造成间质性肺炎的根本原因。这是以西医之道研究中医，不尊重中医理论所致，是中医西化的结果。《伤寒论》是中医经方辨证论治体系，更讲究辨方证，全书主要讲辨方证，第317条方后附："病皆与方相应者，乃服之。"这是后人的注释，是对方证的认知。论中对小柴胡汤的用法有明确说明："血弱、气尽、腠理开，邪气因入……往来寒热，休作有时……小柴胡汤主之。服柴胡汤已，渴者属阳明，以法治之。"早已明确指出，没有小柴胡汤方证就不能服用该方药。胡希恕1982年曾说道："古人通过临床实践，搞这一套辨证施治非常成功，这个很重要，中医要搞科研，拿一个病名来固定用一个方子，就根本不成立。中医不是辨病，中医是在一般的规律上治一般的病，像咱们用柴胡汤，只要是有柴胡汤证，就用小柴胡汤，是没问题的！""小柴胡汤副作用死亡事件"的发生，主要原因是不辨方证，以血的教训说明了辨方证、方证对应的重要性及科学性。方证对应是中医愈病的精髓。

3. 方证的深切涵义

由于经方的方证来自临床实践，不论是经方派，还是时方派，都注重其应用和研究，对其认识也不断深化，逐渐认识到方证对应的科学性。如沈自尹认为："从广义上说，以方辨证亦属辨证范围，故称之为方剂辨证……以药物的系统——方，来调节病理的系统——证，寻找方剂效应值的一体化，就是方剂辨证的涵义所在……一定意义上说，它可概括整个辨证施治的内容。"这里很清楚地指出了，辨方证不是简单的对号入座，而是更详细、更具体、更全面的辨证论治。不少人认识到了辨方证的重要意义，中药治病，不在用药多少、药量轻重，而在方证相适应、对应。如何天麟说："在临证处方时，一般认为对'症'下药疗效较好，实际亦不尽然。笔者曾治一女孩，因感寒而发热喘咳，脉浮，苔白，初投小青龙汤加杏仁两剂，热平，咳减，但喘仍作，小便甚少。二诊见原方已效，乃加茯苓利水，服后病不减而尿仍少。三诊于前方去麻黄续服，喘咳止，小便亦畅。岳美中治一妇女，慢性肾炎，血尿、尿频、腰痛，投猪苓汤三剂而愈。月余，病又复发，因虑其虚，增入山药一味，病反转重，复用猪苓汤原方而效。后病再复发，又增海金沙一味，竟又不效，再用猪苓汤原方而效。于此获得更大启发，正如《沈括良方·自序》所说：药之单用为易知，药之复用为难知。世之处方者，以一药为不足，又以众药益之，殊不知药之有相使者、相反者，有相合而性易者，可知方有常方，法无常法，在辨证论治基础上，执一法不如守一方。"这就是说辨方证一定要准确，加减用药也要像桂枝加桂汤那样要对证，而不是对症、对病。

我国历来重视方剂及其适应证的研究，后世方如潮涌般出现，皆是证明，如《千金要方》《和剂局方》《太平圣惠方》等，其内容主要是讲方药。《伤寒论》不但有方证经验，而且还有完整的理论体系，因此在国内外广为传播，尤其对日本汉方医学影响深远。日本明治维新时期，决策者要取消汉方医，当时身为西医的汤本求真先生，眼看着亲生女儿因疫痢用西药治疗无效被夺去生命，因之悲愤感慨不已，转而发奋学习经方（初读《医界之铁椎》），临床应用效如桴鼓，并结合临床体验，著成了《皇汉医学》，使日本的汉方医学重振旗鼓，使方证对应派成为日本的主流派。也有人从临床和实验的角度探讨了方证对应关系。如伊藤嘉纪通过五苓散方证的研究认为：五苓散方证的病理状态，是渗透压调节点的降低，其利尿作用是通过调整调节点来使水液代谢恢复正常。给正常人和动物服五苓散看不到利尿现象，如让人和动物出大量汗，造成津伤表虚，出现五苓散方证后，再给服五苓散，则会看到明显地利尿作用。因而五苓散与五苓散方证之间，存在着特异的方证对应关系。藤平健在论述出血病的治疗时指出："中医的处方，是由几个生药组成，从而发挥独特治疗效果的方剂，这个处方可看作一个齿轮，而出血病表现出各种不同的症状，这些不同的症状好似不同的齿轮，两者如能紧密咬合，则可使疾病很快痊愈，如两方面的齿轮咬合不紧，就像汽车中的齿轮咬合一样，齿轮不合，则汽车不能开动。"也就是说，治病时若方药不对证、方证不对应，那么治疗也就无效。

　　总之，方证对应是经方原创思维理论，是《伤寒论》的主要构成，经方的辨证施治，不仅要辨六经，更重要的是辨方证，求得方证对应治愈疾病。

（2019 年 5 月赴加拿大讲课之讲稿）

第三节　探讨方证对应之理

　　近年来中医界关注方证对应，是因越来越多的人关注经方，但对方证对应的概念并非十分清楚，甚至有人认为方证对应无理论，故有必要进行深入探讨。

一、经方的最基本理论是什么？

1. 考证

　　经方的基础理论是八纲，即寒、热、虚、实、表、里、阴、阳，体现在《汉书·艺文志·方技略》："经方者，本草石之寒温，量疾病之浅深，假药味之滋，因气感之宜，辨五苦六辛，致水火之齐，以通闭解结，反之于平。"这是对汉代以前经方概念和特点的论述，即根据人体患病后出现的症状，选用对应的药物治疗。显而易见，经方所述症状反应和药物作用皆用八纲理论，揭示我们的祖先治病即根据人体患病后出现的症状用八纲辨证，同时用八纲辨药，选用适合的药物，求得方药对应而治愈疾病，体现了方证（单方方证）对应之理。如果再进一步溯源，这一理念的起源于哪里呢？徐灵胎指出："本草之始，畴于神农。"即当追溯于神农时代。

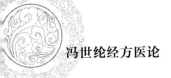

2. 溯源

历代医家，学习《伤寒论》皆遭遇了很多困惑，主要原因是对经方的主要理论及其来源认识不清，从而走入误区，其中"先有鸡后有蛋"是造成上述问题的主要原因之一。具体表现：先有《内经》，后有《伤寒论》；中医理论皆来源于《内经》；张仲景根据《内经》撰成《伤寒论》等，通过考证经方医学史和主要内容证明事实并非如此。

经方医学是人类适应自然的经验总结，"人法地，地法天，天法道，道法自然"，是春秋末期（公元前 571 ～ 471）老子对人类适应自然经验的体悟总结。人类只有顺应自然而生存，顺应自然才能健康，不顺应自然则病，而病后的治疗，亦是顺应自然之理。我们的祖先在上古时代即懂得顺应自然之理，"万物负阴而抱阳"，老子的《道德经》是其代表之一。《神农本草经》《汤液经》《伤寒论》等更是顺应自然、用八纲治病的经验总结。

传说"神农一日遇七十毒"，是先民与疾病斗争真实写照的缩影，表明我们的祖先在寻找应对疾病有效药物时，是根据症状寻找相对应有效的药物，经历了反复探索和艰苦漫长的历程。

一些考古资料证实，我们的祖先在神农时代，日常生活中即习用八纲理念，如物有阴面、阳面、有内、有外；衣服有表、有里；人体有表、有里；人体有寒、有热、有实、有虚……我们的祖先生活于大自然、认识大自然、适应大自然即用八纲理念，是顺应"人法地，地法天，天法道，道法自然"之理。如天（自然环境）有白天、黑夜、寒、热、温、凉阴阳变化，人们要适应变化；为了防寒、防病则盖窝棚、房屋而居，为了进一步防寒，于屋中央修建火堂取暖、门向南开；为了夏天防暑，把房屋建成半地穴式。显然是从生活上认识到"寒者，热之；热者，寒之"寒热阴阳之理，即古代认识自然、适应自然，所用理论即是八纲，古人认识疾病、认识药物，治疗疾病亦用八纲。

生活中若不顺应自然，如不注意加减衣被，受寒或过热，可引起疾病。有许多病，不吃药可自愈，是因人体有抗病能力，但有不少人不能自愈，就会出现一些症状，如头痛、恶寒、发热等表证，其特点是正邪相争于体表，正气欲驱邪外出而不能，治疗应顺应其势助正驱邪，即发汗解表之法，如用火烤会感到舒服，熏烤或热熨皮肤使汗出而表解；或服碗热汤，同时盖上棉被汗出而解；或用草药煎汤熏洗以解表，或用生姜、葱、大枣等煎汤热服并加盖棉被取汗而表解；当出现里实热证时，邪不能从表解，只能从里解，即从口吐出，或从大小便出，故治疗亦是顺应人体驱邪外出的机理，或用瓜蒂催吐，或用石膏、大黄、芒硝等清泻里热而解……这种顺应自然的疗法，即方（药）证对应之理。《神农本草经》所记载："麻黄，味苦，温。主中风、伤寒头痛。""柴胡，味苦，平。主心腹肠胃中结气，饮食积聚，寒热邪气，推陈致新。""大黄，味苦，寒。下瘀血……荡涤肠胃，推陈致新，通利水谷。"所记载365味药，显示了神农时代用药总结，用单方药治愈疾病的经验总结，即用单方方证对应的经验总结，反映了神农时代即用八纲理论。

二、方证对应的长期应用产生了六经辨证

已知《伤寒论》的主要内容是讲方证对应，宋代高保衡、孙奇、林亿等在宋刻《伤寒论》的序中写道："是仲景本伊尹之法，伊尹本神农本草之经。"道明了《神农本草经》《汤液经》《伤寒论》乃一脉相承，即《伤寒论》的方证，包括单方方证和复方方证，是由《神农本草经》的单方方证及《汤液经》的单复方方证发展而来。方证本八纲之理，方证体现了八纲辨证，从《神农本草经》和《汤液经》及《伤寒论》看，可知经方的每一方证，不同于一般的方剂，它既代表了该方药物的组成，亦包括了该方的适应证候。更值得注意的是，标明方药功用性能者为"本草石之寒温"，即以八纲为基础理论。标明证候特点，病位者为"量疾病之浅深"，亦以八纲为理论。经方实践者通过临床反复观察，把有效方证记录下来，每一个方证都是经过几代、几十代反复试验取得的经验总结，其科学性通过了历史的考验。可知方证之方，是经历史考验之方，证是经历史考证之证，方证既涵方药，亦涵相适应的证，既有理，亦有法，故吉益东洞在《方极》自序中云："夫仲景之为方也有法，方证相对也。"对"法"的概念，胡希恕先生解释道："所谓法者，别阴阳、明六经、辨证辨脉、适宜的制裁方药之谓。"由此可知方证对应有其深刻的科学内涵。

由于王叔和的收集整理定名为《伤寒论》，使我们得以看到张仲景《论广汤液》的内容，也从而知道张仲景《论广汤液》与《汤液经》最主要不同是增加了六经辨证。由六经提纲看，皆是以八纲述证。因此，胡希恕先生明确

提出:《伤寒论》的六经来自八纲。"八纲怎样发展成六经? 反复读《伤寒论》可知, 半表半里是产生六经的关键。考证《神农本草经》《汉书·艺文志》《伤寒论》可见确切轨迹。半表半里概念仍是八纲概念, 产生于《伤寒论》, 如第97条:"血弱、气尽、腠理开, 邪气因入, 与正气相搏, 结于胁下。"第147条:"伤寒五六日, 已发汗而复下之, 胸胁满、(阳)微结、小便不利、渴而不呕、但头汗出、往来寒热、心烦者, 此为未解也, 柴胡桂枝干姜汤主之。"第148条:"伤寒五六日, 头汗出、微恶寒、手足冷、心下满、口不欲食、大便硬、脉细者, 此为阳微结。"仔细读这些条文, 可知汉代经方家从应用方证对应的实践中, 先认识到病在表不解, 多传于里; 渐渐又认识到病在表不解, 也有由表传于半表半里者, 这是与汉代以前的经方家认识的主要不同, 即汉代以前《神农本草经》《汤液经》的病位概念只有表和里, 即"量疾病之浅深", 即病不在表, 则在里; 发展至东汉, 由于应用方证对应的经验而体会到病位还有半表半里。对此, 杨绍伊以特殊考证标明: 以上有关半表半里诸条文, 在汉代以前的《汤液经》中尚无记载, 恰是张仲景及其弟子后加入的(见《解读伊尹汤液经》), 正说明经方医学自神农时代至东汉, 在应用方证对应治病的过程中, 起始用八纲辨证, 其病位(量疾病之浅深)只有表和里, 渐渐认识到表里之间还有半表半里, 这样病位由二变为三, 因而由八纲辨证发展为六经辨证。因此, 可以概括地说由于方证对应长期应用的经验, 产生了六经辨证理论体系, 而六经辨证理论的形成, 则能正确指导辨方证, 求得方证对应。

三、方证对应是辨证论治的尖端

方证对应丰富的科学内涵, 不仅指方证对应体现在方药与证的对应, 还体现在方药用量与病情的对应, 还体现在煎服法等方证对应。

方证对应不是简单的对号入座, 有人谓"方证对应即对号入座", 即只根据《伤寒论》原文机械地套用, 此皆是未读或未读懂《伤寒论》实质所致。实际《伤寒论》397条(法)中有112个方证, 加上《金匮要略》约合260余方证, 都是在讲方证对应之道。每个方证的应用, 都是长期临床实验观察记录, 有的是记录方证对应而治愈疾病者, 如《伤寒论》第54条:"病人脏无他病, 时发热、自汗出而不愈者, 此卫气不和也, 先其时发汗则愈, 宜桂枝汤。"亦有的是记录方证不对应遂改用其他方药者，如第 28 条："服桂枝汤，或下之，仍头项强痛、翕翕发热、无汗、心下满微痛、小便不利者，桂枝去桂加茯苓白术汤主之。"第 26 条："服桂枝汤，大汗出后，大烦渴不解、脉洪大者，白虎加人参汤主之。"众多的条文都是记录临床实验总结，记录凡是方证对应者皆有效，凡不是方证对应者皆无效，而进一步辨证用药求得方证对应而治愈疾病，仲景书所载 260 余方证是临床实验记录，但要知道这只是医史的阶段总结，若按图索骥虽亦能取效，但临床病情多变，其用方药亦必发生变化，以求方证对应。由于临床症状的多变，其适应方药亦多变，因此产生了六经辨证，从而正确指导辨方证。许多经方临床家多遵六经辨证、辨方证之道，临床治病用《伤寒论》原方、合方，或用原方加减，力求方证对应治愈疾病。如不顾临床症状变化，简单机械地套用《伤寒论》原方，是达不到方证对应的。故胡希恕先生深切体悟到：经方的辨方证，是辨证的尖端。

方证对应还体现在治愈疾病，药量必须与病情对应。对方证对应的理解还要认识到，不仅是药味与症状相应，还包含了药量与病情的严格对应，列举一则值得深思的痹证医案。刘某，男，65 岁，2010 年 11 月 13 日初诊，双膝关节痛，左膝为重，无四逆，口中和，无汗出，多年耳鸣，大便每日 2 行，苔白腻，脉细弦。六经辨证为少阴太阴合病，辨方证为桂枝加苓术附汤方证，初诊川附子用 10 克，服一周未见变化，二诊川附子用 15 克，服一周仍未见变化，三诊增川附子为 18 克，四诊增川附子为 25 克，皆无明显变化，当五诊川附子用至 30 克时，则关节痛全然消失。此治验使我们进一步认识到方证对应的科学内涵，初诊、二诊、三诊、四诊可以说辨六经、辨方证是正确的，但治疗无效，是因附子用量不足，即虚实不对应，不能恰好适应病情，即未达到方证对应，当附子用至 30 克，恰好与病情相合，即达到方证对应，故使病愈。类似治验在临床中屡见不鲜，历代前辈对此有深刻的体会，在《伤寒论》中亦有详细地说明，如四逆汤与通脉四逆汤的药味组成是相同的，但却有两个不同的方名，这是因适应证不同（见第 225 条："脉浮而迟，表热里寒，下利清谷者，四逆汤主之。"用药：甘草炙，二两干姜、一两半附子生用，去皮，破八片，一枚；第 317 条："少阴病，下利清谷，里寒外热，手足厥逆，脉微欲绝，身反不恶寒，其人面色赤；或腹痛，或干呕，或咽痛，或利止脉不出者，通脉四逆汤主之。"用药：甘草炙二两，干姜三两，强人可四两附子生用，去皮，破

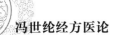

八片，大者一枚。）四逆汤与通脉四逆汤的药味组成是相同的，但通脉四逆汤比四逆汤病情更重，即虚寒更甚，故附子、干姜用量皆大。《伤寒论》还有不少记载，临床症状很相似者，治疗却用不同的方药，如第23条和第27条都见"发热恶寒，热多寒少"，但前者尚见"身必痒"而用桂枝麻黄各半汤，而后者因见"脉微弱"而用桂枝二越婢一汤，显而易见，方证对应不是简单的方和证的对应，而是涵盖了方与证、药与病情的严格对应，即寒、热、虚、实、表、里的对应，是有深刻的科学内涵。

《伤寒论》的煎服法，亦体现了方证对应的丰富科学内涵，如桂枝汤的煎服法："以水七升，微火煮取三升，去滓，适寒温，服一升。服已须臾，啜热稀粥一升余，以助药力，温覆令一时许，遍身漐漐微似有汗者益佳；不可令如水流漓，病必不除。若一服汗出病差，停后服，不必尽剂；若不汗，更服，依前法；又不汗，后服小促其间，半日许令三服尽。若病重者，一日一夜服，周时观之，服一剂尽，病证犹在者，更作服；若汗不出，乃服至二、三剂。"如此详细的煎服法在告诉我们什么呢？很显然是在标明，临床根据症状辨明了桂枝汤方证，但适应的剂量必须恰到好处，若服多服少都不能愈病，此种情况在《伤寒论》中有多条论述，如第25条："服桂枝汤，大汗出……宜桂枝二麻黄一汤。"第26条："服桂枝汤，大汗出后，大烦渴不解……白虎加人参汤主之。"更值得注意的是，桂枝加桂汤方证、桂枝去芍药汤方证、桂枝加芍药汤方证、桂枝麻黄各半汤方证等，都是在反复讲述方与证对应，方证对应不仅指方药的组成，更强调药量与病情的对应。

一些药物不良反应事件，从反面验证了方证对应的科学性：20世纪90年代日本发生的"小柴胡汤副作用死亡事件"，为我们提供了血的教训，让没有小柴胡汤方证的人，服用小柴胡汤，造成了188例间质性肺炎，死亡了22人，说明经方治病根据症状反应用药，有是证用是方，必是方证对应才能愈病，不对应者，不但无效，而且有害；又如清开灵频发输液不适反应，其药物组成概属清阳明里热者，若用于表不解者则引邪入里，会产生严重反应，其原因是方不对证，即未做到方证对应。

这里要进一步说明的是，不但是经方以六经辨证治病如此，中医辨证有八纲、气血津液、脏腑经络、六经、卫气营血、三焦、病因等诸多辨证方法和理论，所有辨证论治之核心，皆离不开一个"证"字。辨证论治必须达到的最终目的，是要落实到一个"治"字，而治愈疾病必是药与证对应恰到好处，如同一把钥匙开一把锁，即方证相对。

无论是经方派，还是时方派，最终都要把辨证论治落实到"方证相对"。人们普遍认为，"辨证论治，先要辨其证候，再要论其治法、选择方药"，由此可见"证候对应方药"乃是中医所有辨证方法的最终目的，换言之，"方证相对"是中医所有辨证方法的尖端。虽然对于同一证候组合，"经方派"和"时方派"所选择的方药并不相同，但如果治病有效，则必是用药对应证候。

由以上可知，方证对应，是经方长期临床以方证治病过程中产生的愈病理念，其基础理论是八纲，经方治病是先辨六经、八纲，继辨方证，求得方证对应而治愈疾病，故其理论既涵八纲，又包括六经，方证对应有着丰富的科学内涵。

胡希恕先生一生中对方证对应的体悟为"或有人问：经方虽验，但为数太少，又何足以应万变之病？诚然，病证多变，为每证各设一方，即多至千万数，恐亦难足于用，须知，经方虽少，但类既全而法亦各，类者，即为证的类别；法者，即适应证的治方，若医者于此心中有数，随证候之出入变化，或加减、合方，自可取用不尽"。既道明了方证对应的科学内涵，又标明了方证对应的具体运用，值得后生细细体悟。

（原载于《中华中医药学会》2011 年）

第四节　经方用药需正本清源

经方用药特点与其起源、发展、理论密切相关，经方起源于神农时代，起始即用八纲辨识疾病，同时用相对应的药物治疗，体现了方药对应、方证对应，积累了单方方证经验，渐渐又积累了复方方证经验，且在此基础上产生了六经辨证理论体系，故经方的使用是在八纲、六经的指导下，先辨六经，继辨方证，详辨用药。

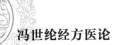

经方用药有自己的特点,有人却不以为然,认为经方自身就不能正本清源。经方医学在东汉流传时出现危机,西晋以后以《内经》释经方(《伤寒论》),遂不明经方理论实质,也就不认识用药特点。因此,正本清源,把经方与时方对比,考证经方用药起源及指导理论,必不可少。

一、经方用药与时方用药的理论体系不同

经方用药与时方不同,早已引起中医界关注,如清代的徐灵胎,查阅大量医学文献,考证中医学术源流,认为经方与时方用药有明显不同,为此特立专著《本草古今论》垂教后世,深受中医界推崇。

《本草古今论》说道:"本草之始,昉于神农,药止三百六十品,此乃开天之圣人与天地为一体,实能探造化之精,穷万物之理,字字精确非若后人推测而知之者,故对证施治其应如响。仲景诸方之药悉本此书,药品不多而神明变化,已无病不治矣。迨其后,药味日多,至陶弘景倍之而为七百二十品,后世日增一日,凡华夷之奇草逸品试而有效,医家皆取而用之代有成书,至李时珍增益,唐慎微证类本草为纲目,考其异同辨其真伪,原其生产,集诸家之说而本草更大备,此药味由少而多之故也,至其功用则亦后人试验而知之,故其所治之病益广,然皆不若《神农本草经》之纯正真确,故宋人有云:用《神农本草经》之品无不效,而弘景所增已不甚效,若后世所增之药则尤有不足凭者;至其注释,大半皆视古方用此药医某病,则增注之古方治某病,其药不止一品而误以方小,此药为专治此病者;有之更有以己意推测而知者;又或偶愈一病,实非此药之功而强著其效者,种种难信,至张洁古、李东垣辈,以某药专派入某经,则更穿凿矣!"这短短的400字,不但论述了经方与时方用药不同,更提示了经方起源于远古,与后世药物归经明显不同。如再参看徐灵胎专论《治病不必分经络脏腑》,就很容易明白,经方用药与时方用药之所以不同,主要是理论体系的不同。

二、经方用药起源于神农

传说"神农一日遇七十毒",是先民与疾病斗争真实写照的缩影,表明我

们的祖先，在寻找有效治疗疾病的药物时，是根据症状寻找相对应有效的药物，经历了反复探索的历程。《神农本草经》的撰成年代和成书作者至今仍不清楚，但公认其为我国最早的经方著作，代表了我国医药的起源。其实该书与《伤寒论》一样，并不是一个人、一个朝代所能完成的，但其起始于神农时代是历史事实。

《神农本草经》之所以依托神农之名，一是确与神农有关；二是在神农时代虽没有文字，但已积累了不少防病治病的知识，后世记载其内容时便以神农为本书作者。中国社会科学院历史研究所研究员王震中说："神农时代距今大约为10000年前到5000年前。"即在黄帝之前。我国考古工作者，于1979年至1984年对河北省蔚县的多处遗址，进行了考古发掘工作，发掘出6处房屋造型基本相同，都是坐北朝南、半地穴式建筑，这些房屋，都是在生土层上向下挖约50厘米，四壁和居住面都用泥草进行抹平，然后用火焙烤，居住面平整且坚硬，火堂位于屋子的中央。同时又发现许多石器、陶器属于仰韶文化（神农时代）。1995年在河北省阳原县姜家梁遗址考证，恰好与考古学上的仰韶文化所处的时代相吻合，也与史书中记载的神农氏时代相对应。这些考古资料证实了，我们的祖先在神农时代生活于大自然环境中，逐渐适应环境、认识大自然，体悟出"人法地，地法天，天法道，道法自然"之理。

我们的祖先在生活中难免因疲劳受寒，引起头痛、恶寒、发热等症状，用火烤会感到舒服，熏烤或热熨皮肤使病邪通过汗出而解；或服碗热汤再盖上棉被使病邪通过汗出而解；或用草药煎汤熏洗而解，或用生姜、葱、大枣等煎汤热服并加盖棉被取汗而解，或用大黄、芒硝可以解除便秘之苦……当时虽没有文字，但积累的经验被流传于后代，当有文字后便记载下来。《神农本草经》所记载："麻黄，味苦，温。主中风、伤寒头痛。"显示了神农时代用药总结。因这些医药知识产生于神农时代，称之为《神农本草经》非徒有虚名。

值得注意的是，经方用药与时方用药因起源不同，因而其认知方法亦不同。关于经方治病特点，《汉书·艺文志·方技略》记载："经方者，本草石之寒温，量疾病之浅深，假药味之滋，因气感之宜，辨五苦六辛，致水火之齐，以通闭解结，反之于平。"即根据人体患病后出现的症状，选用对应的药物治疗。

著名经方家胡希恕先生明确指出："中医治病，之所以辨证而不辨病，与它的发展历史是分不开的，因为中医发展源于数千年前的古代，当时既没有进

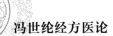

步科学的依据，又没有精良器械的利用，故不可能有如近代西医面向病变的实质和致病的因素的研究，以求疾病的诊断和治疗，只有凭借人的自然官能，根据患病人体的症状反应，探索治病的方法经验。"即经方用药是根据"症状反应"，而时方用药是源自《内经》的病因病机及经络脏腑。

仅根据"伤寒"和"中风"的理解便可见一斑，经方的认知方法是据症状反应，即伤寒为"太阳病，或已发热，或未发热，必恶寒、体疼、呕逆、脉阴阳俱紧者，名为伤寒"；中风为"太阳病，发热，汗出恶风，脉缓者，名为中风"。皆认为二者是发热或不发热的表证，治疗用麻黄、桂枝等发汗、解表、解热；而后世注家，如成无己、张志聪等，以病因病机来解释，认为"伤寒是伤于寒""中风是中于风"。因伤于寒，则治用辛温散寒，但有发热则不能用辛温，认为桂枝、麻黄"不可用于有热证的病例"，与经方有明显不同，其治疗用药就有了显著区别，成为后世不理解经方用药的主要原因之一。

三、经方用药理论是八纲六经

后世因不能正本清源，误于王叔和在《伤寒论》序中加入了"撰用《素问》《九卷》《八十一难》《阴阳大论》《胎胪药录》并《平脉辨证》"等内容，故认为中医的理论都来自《内经》，以至于认为中医治病都要依据经络脏腑、五运六气，甚至提出："不明经络脏腑，动手便错。"以此来对待经方用药，对此，徐灵胎以专论批判，明确指出："治病不必分经络脏腑。"实际明确了经方不同于《内经》的理论体系，即不是用经络脏腑、五行运气理论，而是用八纲、六经理论辨证。

一些考证资料已明确了经方发展史，在神农时代，即以八纲为理论，根据人患病后出现的症状，用对应的药物治疗，先是积累了单味药治病即单方方证的经验，其代表著作为《神农本草经》。后来渐渐认识到，有些病需要2味、3味或更多的药物组成方剂治疗，这样逐渐积累了用什么方，治疗什么证，即复方方证经验，其代表著作即《汤液经》，发展至汉代，对病位概念进一步细化，即"量疾病之浅深"在表、里的基础上增加了半表半里概念，因而产生了完善的六经辨证理论，其代表著作为《伤寒论》。

（原载于《中国中医药报》2009年6月4日第004版"学术与临床"）

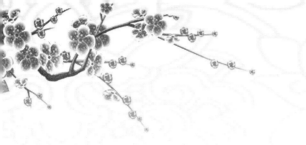

第三章 经方源流论

第一节 何谓经方

　　2013 年 3 月 30 日门诊，一青年患者从诊室走出，一会儿又走回来问："给我开的是经方？还是普通中药方？"引在座者皆笑，我却无语，不禁想起 10 年前人们对经方还生疏，或谓"用经方不赚钱"！近 10 年来通过业内人士弘扬经方、宣传经方，人们的观念出现重大改变，出现了经方热，老百姓相传"有病找经方"，学术界亦倡发展经方，甚者开学术会多标以经方为时尚。这是可喜可贺的事，但何为经方？经方的概念？经方的定义？至今尚不明晰。张湛曰："夫经方之难精，由来尚矣。"人们自古崇尚经方，但真正认识经方是非常不容易的。常可听到人们议论"经方派""时方派"等，但何谓为经方？一般人很难说得清楚，即便是业内人士及古今文献也莫衷一是。有的人认为："经方者，乃经典著作中之药方也。"或曰："经，常也。经方者，谓其乃医家所谓常用之药方也。"

　　《中医词释》指汉代以前的方剂：①《汉书·艺文志》记载经方十一家，实际上是指汉以前的临床著作；②指《内经》《伤寒论》《金匮要略》所载之方剂；③指《伤寒论》《金匮要略》所载之方剂。目前持此说法的人占大多数。《辞海》谓："经方，中医学名词，古代方书的统称，后世称汉代张仲景的《伤寒论》《金匮要略》等书中的方剂为经方,与宋元以后的时方相对而言。"还有的人认为:"所谓经方,顾名思义,即经验之方。它是前人在医疗过程中经实践反复验证的有效方剂。经方的涵义,在中医界有两种看法,一是指宋代以前各个医家所收集和积累起来的有效方剂;二是指汉代张仲景所著《伤寒论》中之方剂。而一般多指后者。"造成说法不一的原因很多,值得探讨。更重要的是面对经方热,业内人士有必要共同探讨以达成共识,以利于继承和弘扬经方。今从文献角度及《伤寒论》主要内容入手略述己见。

一、经方是指一个医学体系

首先要明了中医存在两大医学体系,这两大体系在汉代已经明确。《汉书·艺文志·方技略》记载:"医经者,原人血脉、经络、骨髓、阴阳表里,以起百病之本,死生之分;而用度针、石、汤、火所施,调百药齐和之所宜。""经方者,本草石之寒温,量疾病之浅深,假药味之滋,因气感之宜,辨五苦六辛,致水火之齐,以通闭解结,反之于平。"分列记载了医经和经方,是在说明中医学在汉代已经形成各具特点的两大医学体系,已明确指明经方是独具特点的医学体系,其概念和特点是:"本草石之寒温,量疾病之浅深。"即是说其主要理论是用八纲的医学体系,显然与医经(以《黄帝内经》为主)以阴阳五行、脏腑经络为主要理论的体系不同。

二、经方源于方证治病经验总结

经方起源于上古用药经验总结:通过文献及考古考证,经方起源于上古神农时代。中央电视台 10 频道于 2008 年 11 月 1 日至 3 日连续报道了我国考古工作者,于 1979 年至 1995 年在河北省蔚县、阳原县等多处遗址,进行了考古发掘工作。中国社会科学院历史研究所研究员王震中说:"神农时代距今大约 10000 年到 5000 年。"这些考古资料反映出,我们的祖先在神农时代,生活于大自然环境中,为了适应环境、认识大自然而采用八纲(阴、阳、寒、热、虚、实、表、里)概念,体悟"人法地,地法天,天法道,道法自然"之理。天(自然环境)有白天、黑夜、寒、热、温、凉、阴、阳变化,人体亦有相应变化。为了防寒、防止生病则盖窝棚、房屋而居，为了进一步防寒，则于房屋中央修建火堂取暖，门向南开；为了夏天防暑，把房屋建成半地穴式。显然从生活上认识到"寒者，热之；热者，寒之"寒热阴阳之理，其基础理论即为八纲。同时生活中难免疲劳受寒，引起头痛、恶寒、发热等症状，用火烤人体会感到舒服，熏烤或热熨皮肤，使汗出而解；或服碗热汤、热粥同时盖上棉被汗出而解；或用草药煎汤熏洗而解，或用生姜、葱、大枣等煎汤热服及加盖棉被取汗而解（因此经方又称"汤液"），最多见者当属外感类疾病，在表之证，用发汗的药物，生姜、葱白、麻黄、桂枝等药；并观察到，有的病经发汗或未经治疗便可痊愈，但有的未愈而病入于里，这时不能再用发汗治疗，而是应该用治疗里证的药物，因里证分阴阳，里热者，用清里热药，如黄芩、石膏、大黄等；里虚寒者，用温补药，如干姜、人参、附子等。

最初人们总结的治病经验是单味药治愈经验，即单方方证经验，那时虽没有文字，但其经验代代相传，至夏商时代有了文字，以文字记载，其代表著作即《神农本草经》，该书在汉代完善整理传承，代表了经方单方方证的形成。《汉书·艺文志》（公元前24年～公元206年）的记载，实际标明了经方的起源和经方医学的特点，即经方起源于神农时代，经方起初便用八纲认识疾病和药物，即有什么样的证，用什么药治疗有效，药证对应而治愈疾病，即积累了单方方证经验，其代表著作为《神农本草经》。

三、方证经验的积累发展为六经

方证治病经验代代相传，疾病复杂多变，古人渐渐发现，有的病只用一味单方药治疗不力，渐渐摸索了两味、三味复方药治疗的经验，这样积累了复方方证经验，其代表著作为《汤液经》，该书相传为商代伊尹所著，考无确据，但从传承来讲，其与《神农本草经》一样，上继神农，下承夏商，复方方证经验积成于这个时代，其文字记载成书完善于汉代，因有《汤液经》三十二卷记载。

历经几十代单方、复方经验的积累，促进了人们对理论的认识及其发展。据《汉书·艺文志》的记载，经方发展至汉代主要理论是八纲，病位只有表和里（本草石之寒温，量疾病之浅深），而经张仲景论广的《汤液经》出现了重大变化，即病位增加了半表半里，因而使八纲辨证发展为六经辨证。须要说明的是，经张仲景论广的《汤液经》未在民间流传，至西晋王叔和整理部分内容，改名为《伤寒论》。

以上说明《汉书·艺文志》所记载的经方，是指医学体系，是在汉代已较成熟的医学体系，这个医学体系起源于神农时代，起初用单味药治病，理论用八纲，即"寒者，热之，热者，寒之"，药证相对，即单方方证对应治愈疾病，其代表著作即《神农本草经》。后来历经秦汉渐渐积累了复方方证经验，又历经汉晋集成《伤寒论》。经方的发展史说明，经方不仅指《伤寒论》所载的方药，更重要的是指其医学理论体系。

认清了中医有两大医学体系，明晰了经方的起源和发展形成史，这样就能确切地把握经方的概念和定义，用简单一句话可概括即：经方，是以方证理论治病的医药体系。

这里要强调，所谓方证理论，是指六经辨证论治体系，是说《伤寒论》的主要组成是诸多方证，其理论是八纲、六经。理论特点是：先辨六经，继辨方证，求得方证对应治愈疾病，其代表著作是《神农本草经》《汤液经》《伤寒论》。是不同于《内经》的医学理论体系。

注意此定义和概念是《汉书·艺文志》对经方定义的注释，明示经方的主要理论是八纲，而更强调了用六经辨证。这里的概念要明确，凡提经方，不仅只指《伤寒论》等书中的方剂，而且包涵方证的理论体系，即六经辨证理论体系。所谓经方者、经方家，治病时不只用《伤寒论》《金匮要略》中的方药、方剂，更重要的是用其方证理论。严格来说，只用其方剂，不用其理论便称谓经方者、经方家欠妥；反之经方者、经方家用方证理论治病，所用方药、方剂不仅限于《伤寒论》《金匮要略》《千金方》等书所记载的原方药、方剂，据证用其方剂加减或用时方、自拟方，方证对应治愈疾病亦属经方者、经方家，胡希恕先生常用桑杏汤治疗太阳阳明咳嗽者即是其例。这里很明确，凡提经方，不只指处方用药，而是指医学体系。

明此，则再不会出现前述青年人的问题"给我开的是经方？还是普通中药方"了吧？

（原载于《中国中医药报》2013 年 4 月 15 日第 004 版"学术与临床"）

第二节　经方探究

一、经方的概念

　　张湛曰："夫经方之难精，由来尚矣。"人们自古崇尚经方，但真正认识和掌握经方是非常不容易的。常可听到人们议论"经方派""时方派"等，但何谓经方？一般人又很难说得清楚，即便是中医工作者也各说不一。如有的人认为"所谓经方者，乃经典著作中之药方也，或曰：经，常也。经方者，谓其乃医家常用之药方也"。《中医词释》谓："指汉代以前的方剂：①《汉书·艺文志》记载经方十一家，实际上是指汉以前的临床著作；②指《内经》《伤寒论》《金匮要略》所载之方剂；③指《伤寒论》《金匮要略》所载之方剂。目前持此说的人占多数。"《辞海》谓："经方，中医学名词，古代方书的统称，后世称汉张仲景的《伤寒论》《金匮要略》等书中的方剂为经方，是与宋元以后的时方相对而言。"还有的人认为"所谓经方，顾名思义，即经验之方。它是前人在医疗过程中经实践反复验证的有效方剂。经方的涵义，在中医界有两种看法，一是指宋代以前各个医家所收集和积累起来的有效方剂；二是指汉代张仲景所著《伤寒论》中之方剂。而一般多指后者"。造成说法不一的原因，一是中国尚缺乏一部权威性的医学史书，更主要的是缺乏对经方的真正了解。

二、经方源流

　　《汉书·艺文志·方技略》记载有："医经七家，经方十一家。"医经七家指《黄帝内经》十八卷、《扁鹊内经》九卷、《白氏内经》三十八卷、《旁篇》二十五卷、《外经》三十七卷、《外经》十二卷、《外经》三十六卷。经方十一家系指《五脏六腑痹十二病方》三十卷、《五脏六腑疝十六病方》四十卷、《五脏六腑痹十二病方》四十卷、《风寒热十六病方》二十六卷、《泰始黄帝扁鹊俞跗方》二十三卷、《五脏伤中十一病方》三十一卷、《客疾五脏狂颠病方》十七卷、《金创疭瘛方》三十卷、《妇女婴儿方》十九卷、《汤液经》三十二卷、《神农黄帝食禁》七卷。这可能是有关经方的最早记载，其中的"家"，当指书目名或收藏者。这些书多数已失传，抄录这些书名，从中可以分析，经方最初的含义确是指古代临床著作、记载经验之方，不过其中有一些著作，已不仅仅是方药组成及治疗何仲病证的简单记载，而是有了方剂理论。这在班固所加的批注中可看出"经方者，本草石之寒温，量疾病之浅深，假药味之滋，因气感之宜，辨五苦六辛，致水火之齐，以通闭解结，反之于平，及失其宜者，以热益热，以寒增寒，精气内伤，不见于外，是所独失也"。经方治病，是以药味的寒热温凉不同属性，来治疗人体不同部位的寒热虚实疾病，使人体达到阴阳平衡。治病时分辨病位的深浅，用药辨别五苦六辛及寒热温凉，已体现了中医八纲辨证论治精神，实际孕育了辨证论治体系的形成。这里应特别注意《汤液经》，该原书虽已失传，但一些内容被梁代陶弘景记载于《辅行诀脏腑用药法要》书中，更重要的是，书中详述了经方源流。陶隐居云："依《神农本草经》及《桐君采药录》，上中下三品之药凡三百六十五味，以应周天之变，四时八节之气。商有圣相伊尹，撰《汤液经》三卷，为方亦三百六十首。上品上药为服食补益方者百二十首。中品中药为疗疾祛邪之方，亦百二十首。下品毒药，为杀虫避邪痈疽等方，亦百二十首。凡共三百六十首也。实万代医家之规范，苍生护命之大宝也。今检录常情需用者六十首，备山中预防灾疾之用耳……检用诸药之要者，可默契经方之旨焉……外感天行经方之治，有二旦、六神、大小等汤。昔南阳张机，依此诸方，撰为《伤寒论》一部，疗治明悉，后学咸尊奉之。"《汤液经》是商代的伊尹所著让人难以置信，但其书名在《汉书·艺文志》有记载，其书确行于世可信，且在《辅行诀脏腑用药法要》看到经方六十首，即以道家大小、二旦、六神为方剂名称的五十首，再加急救、杂方十首。并且还记载了张仲景据《汤液经》撰成了《伤寒论》。这就是说，《伤寒论》的主要方证来自于《汤液经》。如果对照两书中方证来看，可看到方剂的组成和方剂的适应证是大致相同的，如《汤液经》中的小阳旦汤，方药组成为桂枝三两，芍药三两，生姜三两（切），甘草二两（炙），大枣十二枚。适应证为治天行病发热，自汗出而恶风，鼻鸣，干呕者。《伤寒论》中的桂枝汤，方药组成桂枝三两，芍药三两，生姜三两（切），甘草二两（炙），大枣擘十二枚。适应证为太阳中风，阳浮而阴弱，阳浮者，热自发，阴弱者，汗自出。啬啬恶寒，淅淅恶风，翕翕发热，鼻鸣干呕者。两者方剂组成和适应证基本一致，就连煎服法、注意事项也大致相同。不同的是《伤寒论》中的桂枝汤在适应证前冠以太阳病，并且论述更详，更不同的是，《伤寒论》论述了以桂枝汤加减治疗不同的适应证有三十多方证。又如《伤寒论》的小柴胡汤源自于《汤液经》的大阴旦汤，其方药组成为柴胡八两，人参、黄芩、生姜各三两，甘草炙（二两），芍药四两，大枣十二枚，半夏一升洗。适应证为治疗头目眩晕，咽中干，每喜干呕，食不下，心中烦满，胸胁支痛，往来寒热者。两者的方药组成和适应证基本相同，只是小柴胡汤去掉了芍药，可见张仲景通过临床实践对方剂组成进行了加减，使方证更加完善。这种变化还可见于黄芩汤（小阴旦汤去生姜）、黄芪建中汤（大阳旦汤去人参）等方证上。

由以上论述可以看出，经方初步形成于西汉，它是古代诸多医家、道家的经验医方的统称，随着医学的发展，人们不断总结方剂和适应证的经验，这便是《汤液经》的集成，其书中的大小、二旦、六神等方，不但总结了前人的方证经验，也孕育了经方理论的形成。如《辅行诀脏腑用药法要》曰："陶弘景云：阳旦者，升阳之方，以黄芪为主；阴旦者，扶阴之方，以柴胡为主；青龙者，宣发之方，以麻黄为主；白虎者，收重之方，以石膏为主；朱鸟者，清滋之方，以鸡子黄为主；玄武者，温渗之方，以附子为主；补寒之方，以人参为主；泻通之方，以大黄为主。此八方者，为六合，八正之正精，升降阴阳，交互金木，既济水火，乃神明之剂也。"这是陶弘景以道家思想总结的应用经方的理论。张仲景以医家经验，总结经方的方证撰写《伤寒论》时"避道家之称，故其方皆非正名，但以某药名之，亦推主为识之义耳"。即方证来自《汤液经》，但根据医疗实践进行了改进、总结、整理，方剂名改道家习称，以主要药物为其方名，一看方名便明了方剂的组成和功能。更重要的是在八纲辨证的基础上，进一步发展为六经辨证，这便是《伤寒论》的主旨。也就是说，经方发展到《伤寒论》，已是有丰富的方证并且是以六经辨证为指导的理论体系，其形成过程可由图2所示。

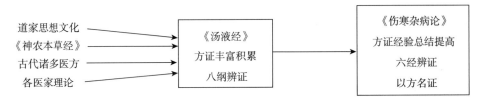

图 2　经方形成过程

由以上论述可看出，经方在东汉以前已经形成，至东汉《伤寒论》著成，已形成了完整的辨证论治体系。也就是说，经方独立存于汉代，《辞海》所称"与宋元以后的时方相对而言"，明显属于画蛇添足。不过《辞海》冠以"后世称"，是因为后世有了"时方"才与"经方"相对而言，这确实是不少医者的观点。这些划分主要是从时间角度着眼，并不能概括两者的特点，事实上在"时方"中亦有如桂枝汤、小柴胡汤、泻心汤、肾气丸等很多经方，之所以不再叫经方，主要是指导用方的理论不同了。也就是说，经方有着独特的理论体系。"经方之旨"不仅是指其代表的方剂，还指其代表的方证及指导理论。

三、经方的特点

许多人称赞经方谓"经方的特点，药少而精，出神入化，起死回生，效如桴鼓"。这主要是评价经方方剂的功效，当然是经方的特点之一，其更突出的特点则是独特的理论体系。由以上可知，经方发展到《伤寒论》，已形成了完整的中医学派——经方学派，它具有独特的、科学的理论体系。对其科学性世间多已公认，但对其独特性尚缺乏足够的认识。其原因不止一端，东汉后至宋朝《伤寒论》被秘藏江南而不传；王叔和的整理、成无己以《内经》注《伤寒论》对其传承起到了重大作用。于是，"张仲景依据《内经》撰写了《伤寒论》"流传于世，它的理论与《内经》相比也就没有什么独特之处。但随着考古、考证，以及临床实践的发展，人们渐渐发现，经方具有独特的医疗体系。刘渡舟老师在晚年终于悟到中医有派系之分，刘渡舟老师说："我从'仲景本伊尹之法''伊尹本神农之经'两个'本'字中悟出了中医是有学派之分的，张仲景乃是神农学派的传人。"这正告我们，从学派不同的角度探查，则可洞察经方的主要特点。

1. 秉承道家思想

从《辅行诀脏腑用药法要》已知，经方的发展，是从《神农本草经》《汤液经》到《伤寒论》，其方证主要来源于道家的大小、二旦、六神等证。就是说，经方的框架、根源于道家，受道家思想影响，受到医史学者肯定。更重要的是，从《伤寒论》的主要内容看，老子《道德经》的"道法自然"思想影响着经方的治疗。如表证，是人体患病，正邪相争于体表，人体处于欲借排汗驱邪外出而不得汗出的时机，此时借助药力发汗解表，所用方剂如麻黄汤、桂枝汤表阳证、麻黄附子甘草汤、麻黄附子细辛汤表阴证等，是顺应人体欲借汗出驱邪的自然良能来治愈疾病。又如里证，邪热在下，用大承气汤、小承气汤等攻下；邪热在上，用瓜蒂散吐法；邪在中，用白虎汤等清法（里阳证）；里中寒，用理中汤等温中法（里阴证）；半表半里证，邪居半表半里用和法，治用小柴胡汤（半表半里阳证）、乌梅丸（半表半里阴证）等，皆是顺应人体自然的良能，即经方的治病之道，皆遵循"道法自然"的思想。

2. 不用五行学说

从《伤寒论》的内容看，不见五行的踪影，这是因为经方的发展史，是从症状反应上总结的治疗经验，重视症状反应，略于逻辑推理。先由经验方的积累，逐渐产生了诸多方证，由诸多方证分类而产生八纲、六经辨证，也就无须用五行学说去推理，所以六经辨证不用五行学说，是区别其他中医理论的关键。此外，在《伤寒论》书中可以看到近似于《马王堆汉墓帛书》的内容，如冬葵子治小便不利、乌头治痹痛、烧裈散治瘥后劳复阴阳易、风引汤除热瘫痫等，说明《马王堆汉墓帛书》也是经方派系，"书中看不到五行学说"也示经方不用五行学说。以此分析，当知《金匮要略》第一篇不属经方理论体系，我国著名经方研究者胡希恕指出"此篇的文章声调和学术源流显与伤寒例辨脉平脉诸篇为一家之言，而与仲景所论大相径庭，当系叔和撰次之文"，不无道理。日本的"古世方"派兴起后，认清了这一点，在研究经方时，"剔除了阴

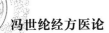

阳五行笼统地推测与假说，重视仲景学说的方证相对，以证定方的实践医学"也是证明。从经方形成特点"药少而精，出神入化，效如桴鼓"来看，不摒弃五行学说是做不到的。例如遇有"烧针令其汗，针处被寒，核起而赤者，必发奔豚"这一证候时，如用五行、五脏辨证则会出现两种甚至两种以上的辨证结果，而经方辨证从症状反应认证只有一个结果、一个方证，那就是桂枝加桂汤。

3. 独特的理论体系

经方发展到《伤寒论》已经形成了辨证、用药完整的、独特的理论体系。它的独特之处，即是六经辨证和方证体系。这里要特别注意的是，《伤寒论》以方名证，如书中有桂枝汤证、柴胡汤证等，这些方证名，不仅代表其方药组成及功用，而且还代表了病位、病情，即六经所属。如桂枝汤证，它代表方药组成是桂枝、芍药、生姜、大枣、炙甘草。功用是调和营卫，发汗解表，病位属太阳病。又如小柴胡汤方证，它的方证概念不仅包括方药组成，即柴胡、黄芩、人参、生姜、大枣、炙甘草、半夏，又包括其功用是适用于太阳病不解，致血弱、气尽、腠理开，邪气因入，出现往来寒热、胸胁苦满、嘿嘿不欲饮食、心烦喜呕的半表半里之证，即用于少阳病的方剂。"方以类聚"诸多方证的不同、治疗疾病不同，有规律、按八纲分类即形成六经辨证体系，体现了中国医学辨证论治的独特体系，也即经方的主旨。

（原载于《中国医药学报》2002 年第 17 卷第 7 期）

第三节　经方源自神农时代

经考证，《伤寒论》序"撰用《素问》《九卷》《八十一难》《阴阳大论》《胎胪药录》，并《平脉辨证》"23 字是王叔和加入，从而扭转了"《伤寒论》理论来自《内经》"的错误说法。

　　《神农本草经》显示了神农时代用药总结，其用药理念与《伤寒论》一脉相承；《神农本草经》以四气五味适用于人体患病后表现出寒、热、虚、实、阴、阳的症状论述，其辨证主要用寒、热、虚、实、表、里、阴、阳，即八纲理论，标志了经方理论的起源。

　　经方的理论并非来自《内经》对经方的理论来源论述，该说法一直存有争论。主要原因之一，是李心机教授所指出的"《伤寒论》研究史上的误读传统"。因《伤寒论》序有"撰用《素问》《九卷》《八十一难》《阴阳大论》《胎胪药录》，并《平脉辨证》"23字，以致误导后世认为《伤寒论》的理论来自《内经》。

　　20世纪30～90年代，杨绍伊、胡希恕、钱超尘、李茂如等专家考证，认为23字是王叔和加入，从此便扭转了《伤寒论》的误读传统。同时众多经方家通过仔细研究《伤寒论》原文，认识到《伤寒论》的六经、主要理论与《内经》不同，如宋代高保衡、孙奇、林亿等在宋刻《伤寒论》序说道："是仲景本伊尹之法，伊尹本神农本草之经。"章太炎指出"《伤寒论》的六经不同于《内经》之十二经脉之含义"，并认为："柯氏《论翼》谓经为径界，然仲景本未直用经字；太阳等六篇，并不加经字，犹曰：太阳部、阳明部耳。"日本人喜多村直宽在《伤寒论疏义》中提出一个较有影响力的见解："本经无六经字面，所谓三阴三阳，不过假以表里寒热虚实之义，固非脏腑经络相配之谓也。"胡希恕先生更明确地指出：《伤寒论》的六经来自八纲。"著名中医学家岳美中先生说："重读张仲景的《伤寒论》《金匮要略》，见其察证候而罕言病理，出方剂而不言药性，准当前之象征，投药石以祛疾，直逼实验科学的堂奥……《伤寒论》所论六经与《内经》迥异，强合一起只会越讲越糊涂，于读书临证毫无益处。"（《岳美中医学文集》）伤寒大家刘渡舟先生晚年叹曰："我从'仲景本伊尹之法，伊尹本神农之经'两个'本'字中，悟出了中医是有学派之分的，张仲景乃是神农学派的传人。"（《经方临床应用与研究》）

　　经方医学起源于神农时代，已经由考古专家考证。中国社会科学院历史研究所研究员王震中认为神农时代在黄帝所处的时代之前。我国考古工作者于1979～1984年对河北省蔚县的多处遗址进行了考古发掘工作，发掘出的6处房屋形制基本相同，房屋都是坐北朝南、半地穴式建筑。这些房屋，都是在生土层上向下挖约40厘米，四壁和居住面都用草拌泥进行抹平，然后用火焙烤。

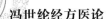

居住面平整而又坚硬，火堂位于屋子的中央。同时又发现许多属仰韶文化的石器、陶器等。1995年，经过对河北省阳原县姜家梁遗址考证，发现恰好与考古学上的仰韶文化所处的时代相吻合，也与史书中记载的神农氏时代相对应。

这些考古资料证实了我们的祖先在神农时代，生活于大自然环境中，逐渐适应环境、认识大自然，体悟"人法地，地法天，天法道，道法自然"之理。天（自然环境）有白天、黑夜、寒、热、温、凉等阴阳变化，人体亦有相应变化。冬天为了防寒，则盖窝棚、房屋而居，并于屋中央修建火堂取暖，同时门向南开；夏天为了防暑，把房屋建成半地穴式。显然从生活上认识到"寒者，热之；热者，寒之"的寒热阴阳之理。同时，由于生活中难免疲劳受寒，引起头痛、恶寒、发热等症状，这时用火烤则感到舒服，如果熏烤或热熨皮肤，则病邪通过汗出而解；或服碗热汤、热粥同时盖上棉被使病邪通过汗出而解；或用草药煎汤熏洗而解；或用生姜、葱、大枣等煎汤热服及加盖棉被取汗而解……当时虽没有文字，但积累的经验流传于后代，当有文字后便被记载下来。《神农本草经》记载："麻黄，味苦，温。主中风、伤寒头痛。""柴胡，味苦，平。主心腹肠胃中结气，饮食积聚，寒热邪气，推陈致新。""大黄，味苦，寒。下瘀血……荡涤肠胃，推陈致新，通利水谷。"365味药，显示了神农时代用药总结，其用药理念与《伤寒论》一脉相承。因这些医药知识产生于神农时代，称之为《神农本草经》当不徒有虚名。

我们的祖先，在神农时代已懂得在生活上以八纲理念适应自然，即"寒者，热之；热者，寒之"。即天气寒加衣被，天气热减衣被。患病后，亦以八纲理念应对，即《神农本草经》中"治寒以热药，治热以寒药"的论述，根据症状反应用相对应的药物治疗，反映了经方的起源，是根据人患病后出现的症状，以八纲辨证、辨药，开创了以八纲辨证的经方医学体系。表寒证（必恶寒）用生姜、葱白、麻黄发汗则愈，里热证用大黄、石膏、黄芩清里则愈，经历了千年，屡试屡验，无疑是科学的总结。更可贵的是该书详细记述了365味药物，以四气五味适用于人体患病后表现出寒、热、虚、实、阴、阳的症状论述，显示了单味药防治疾病的经验，其述证主要用寒、热、虚、实、表、里、阴、阳，即八纲理论，标志了经方理论的起源。

（原载于《中国中医药报》2010年7月26日第004版"学术与临床"）

第四节　《伤寒论》书名出自谁手

　　"张仲景撰写了《伤寒论》(也称《伤寒论》)，当然书名是张仲景所起"这是一般人的常识及正常逻辑思维，但认真研读《伤寒论》原文则感其理不通，通过考证更证实这一逻辑不能成立。

　　张仲景在世时无《伤寒论》书名考《汉书·艺文志》有"《汤液经》三十二卷"记载，而无《伤寒论》书名，后汉书亦无。

　　《伤寒论》记载汉代尚未见《伤寒论》书名。一些考证资料更证实，张仲景在世时未曾用《伤寒论》命名该书，如皇甫谧出生时张仲景尚在世，可以说是对张仲景最知情者，其在《甲乙经序》云："伊尹以元圣之才，撰用《神农本草》以为《汤液》，汉张仲景论广汤液为十数卷，用之多验。"称其书为"论广汤液"，中国古代无现代专以标明书名的符号，只能从字词涵义来分析判定，"论广汤液"或许即其书名，清·姚振宗在《汉书·艺文志条理》记有《汤液经》三十二卷下云："按后汉张机仲景取是书论次为十数卷。"又在"张仲景方十五卷"下注："按王应麟《汉书·艺文志考证》引皇甫谧曰：仲景论广《伊尹汤液》为十数卷，按汉志经方家有《汤液经》三十二卷，仲景论定者，盖即是书。"对此杨绍伊有较详论述："据士安言，则仲景前尚有任(伊)圣创作之《汤液经》。仲景书本为广汤液论，乃就《汤液经》而论广之者。《汤液经》初无十数卷，仲景广之为十数卷，故云'论广汤液'为十数卷，非全十数卷尽出其手也。兹再即士安语而详之，夫仲景书，既称为《论广汤液》，是其所作，必为本平生经验，就任(伊)圣原经，依其篇节，广其未尽；据其义法，著其变通。所论广者，必即以之附于伊经各条之后。必非自为统纪，别立科门，而各自成书。以各自为书，非惟不得云'广'，且亦难见则柯，势又必将全经义法，重为敷说。而仲景书中，从未见称引一语，知是就《汤液经》而广附之者。"这里的记载，不但说明了张仲景写作方法，亦说明了所写之书未称《伤寒论》，而称《论广汤液》。

杨绍伊《考次伊尹汤液经序》中谓:"叔和撰次惟据《胎胪药录》《平脉辨证》二书,广论原本殆未之见。"不但证实了王叔和一生曾三次整理仲景著作,但未见张仲景原著,更证实张仲景未曾用《伤寒论》名。又说道:"叔和所以未得见广论原本者,此其故,孙思邈已言之,《千金方》云:江南诸师秘仲景要方不传,此语即道明所以未得见之故。夫以生于西晋之王叔和,去建安之年未久,且犹未得见原书,足征仲景广论遭此一秘,始终未传于世而遂亡,幸有《胎胪药录》纪其梗概,此孤危欲绝之《汤液经》论赖之以弗坠,此其功自不在高堂生伏生下。据其篇中载有广论之文,知为出自仲景亲授,名《胎胪药录》者,胎,始也;胪,传也,意殆谓为广论始传之书也。"由此可知,王叔和三撰仲景书时,只见到仲景的《胎胪药录》,而未见《论广汤液》,更未见《伤寒论》书名。

《伤寒论》文题不符,李心机教授认为学习《伤寒论》的主要方法是用心研读原文,这是研究经方的宝贵心得。亦当万分感谢王叔和经三撰把仲景论广的《胎胪药录》原文保存了下来,使后世能看到《汤液经》、经方的主要内容。这里要注意的是,凡读懂《伤寒论》者、有一定文学知识者,皆能发现:《伤寒论》文题不符,即全书是讲六经辨证和方证,伤寒只是表证之一,书中大部内容不但论治表证,而且论治里证、半表半里证;不但论治伤寒,而且论治中风;不但论治急性病,也论治慢性病;不但论治外感,而且论治内伤杂病;不但论治内科病,亦广泛论治外科、妇科、儿科等病,显然把书名称为《伤寒论》不合适,书名不符合仲景本意,在此只举例书中几条即可知,如《伤寒论》第3条(赵开美本):"太阳病,或已发热,或未发热,必恶寒、体痛、呕逆、脉阴阳俱紧者,名为伤寒。"这是说张仲景所称之伤寒,是判定伤寒的主要标准。明确伤寒是太阳病表阳证中以"或已发热,或未发热,必恶寒、体痛、呕逆、脉阴阳俱紧"为特点的证,它与中风同样是太阳病常见的表证,因中风有汗出恶风、脉浮缓,伤寒症见恶寒、无汗脉浮紧而区别对待。这里值得注意的是,伤寒二字及伤寒证在经方、汤液早已出现,因它是经方医学最早遇到、经验最多的证,仲景书397条中有91条以伤寒冠首,即超过四分之一条文以伤寒冠首。不过要注意的是,有许多条文不以伤寒冠首也是在讲伤寒证,如第31条"太阳病,项背强几几、无汗、恶风,葛根汤主之",第32条"太阳与阳明合病者,必自下利,葛根汤主之"等条,皆符合第3条的判定标准。

这里要特别注意的是第 3 条对伤寒的定义，使用于全书各条文，用其理解全书有关条文皆可相融相通。不过这不能成为以《伤寒论》为书名的理由，因为中风在临床、在仲景书中与伤寒同样多见，书中论述中风的条文比伤寒还多，故以《伤寒论》为书名，或以《中风论》为书名，皆不合仲景本意。因仲景书是总结、论述经方的六经辨证理论和诸多方证，伤寒只是太阳病诸多病证之一，不能涵盖六经证及各个方证，因此仲景论广汤液时不会以《伤寒论》命名。

凡用心研读《伤寒论》全文后，再看书名，都会感到文题不符，《伤寒论》书名给人们带来困惑，有人把伤寒释为"伤邪"，有人把伤寒释为广义和狭义等试图附会其说，皆使人感到更加困惑。问题的关键是文题不符，因此，书名正是王叔和以《内经》释《伤寒论》的真实写照，是"家乘中不系祖祢而谱牒东邻"的结果。

《伤寒论》书名始于王叔和、杨绍伊的考证，王叔和整理仲景遗著时，未见张仲景论广的《汤液经》原本，主要依据了《胎胪药录》《平脉辨证》二书，经三次整理始定名为《伤寒论》，对此有三点可证：①《伤寒论》原序有："撰用《素问·九卷》《八十一难》《阴阳大论》《胎胪药录》并《平脉辨证》为《伤寒论》。"杨绍伊、钱超尘、李茂如等考证，证实此段文字是王叔和加入，这里最早出现《伤寒论》书名，已判定出自王叔和之手。②王叔和对祖国医学鞠躬尽瘁，除三撰《伤寒论》外，还撰《脉经》10 卷，此书集汉代以前脉学之大成，也选撰了不少经方、汤液内容，选取《内经》《难经》以及张仲景、华佗等有关论述分门别类，全书分述三部九候、寸口脉、二十四脉、脉法、伤寒、热病、杂病、妇儿病证的脉证治疗等，对比《汤液经》是不分伤寒、杂病的，"伤寒""杂病"首见于王叔和的《脉经》，把仲景《论广汤液》分为伤寒、杂病与其一脉相承。③杨绍伊谓："虽然叔和之学虽非出自仲景，然于仲景书致力颇勤。"这是王叔和为仲景书起名的主要索引，其生平于仲景书曾撰写三次，遗论、余论亦撰写两次，并力争不让其混入《内经》内容，但受《难经》"伤寒有五"的影响，因此在为仲景论著标明书名时，难免把《内经》《难经》的伤寒与仲景论广的伤寒等同，这样把有关"三阴三阳"及"诸可与不可"内容集在一起，定名为《伤寒论》；把认为属杂病的内容集在一起，定名为《金匮要略》，两者合在一起又称《伤寒论》，对此，王叔和在《伤寒论》序中已标明。

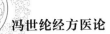
由以上可知，《伤寒论》书名，不符合仲景本意，很可能为王叔和所起，缘于"叔和之学虽非出自仲景，然于仲景书致力颇勤"，即以《内经》《难经》观点释义《汤液经》。王叔和把仲景书定名为《伤寒论》，对后世影响出乎他所料，呈现历来以《难经》的"伤寒有五"，释《伤寒论》为广义伤寒，仲景书中第3条为狭义伤寒的观点。也由于王叔和把仲景书分为《伤寒论》和《金匮要略》二部，于是产生了"六经之变只限于伤寒""《伤寒论》是论治伤寒""《伤寒论》是论治急性病、热病、外感病、传染病""《金匮要略》治内伤杂病"等观点。更重要的是，经方本是以八纲为基本理论，王叔和以《内经》释《汤液经》，加入五运、经络脏腑理论，遂使经方六经实质、经方学术实质争论不止、模糊不清，由此误导了后世正确理解《汤液经》、经方理论体系，这即是李心机教授所指出的"《伤寒论》研究史上的误读传统"形成的根源之一吧。

以上只是个人管窥之见，所以提出探讨，要认清仲景书、经方本义，不能因《伤寒论》书名一叶障目，不见泰山。试想，如仲景书书名为《论广汤液》或《胎胪药录》传于后世，还会有广义和狭义伤寒的争议吗？还会有寒温之争？还会有《伤寒论》是治疗外感病、急性传染病、《金匮要略》是治疗杂病……这些对经方的误解吗？

（原载于《中国中医药报》2008年11月5日第004版"学术与临床"）

第五节 《伤寒论》是怎样撰成的

——从《汤液经》到《伤寒论》

于批判继承中创新。

张仲景总结前人方证经验，主要依据《汤液经》中的方证，并博采其他经方、医方方证经验，以八纲辨证总结经验，并据临床实践，提出半表半里病位理念，创建了六经辨证理论体系。完成这一使命，除了仲景个人智慧外，还必须具备批判、继承精神才能弘扬、创新。

一、继承道家思想

从《辅行诀》中我们得知，经方的发展是由《神农本草经》到《汤液经》，再发展为《伤寒论》，其方证主要来源于道家的大小、二旦、六神及大小五脏补泻等方证。由此可见，《伤寒论》的框架根源于道家，受道家医学思想影响。从《伤寒论》的主要内容看，老子《道德经》中道法自然的思想指导了经方的理论和临床治疗。如表证是人体患病时正邪相争于体表，人体处于欲排汗推邪外出而不得汗出的状态，此时借助药力发汗解表，以麻黄汤、桂枝汤（表阳证）发汗祛邪，或以麻黄附子甘草汤、麻黄附子细辛汤（表阴证）温阳强壮解表等，这都是顺应人体欲汗出以驱邪的自然良能来治愈疾病的。又如里证，邪热在里、在下时，用大承气汤、小承气汤等攻下祛除邪热；邪热在里、在上时，用瓜蒂散涌吐祛邪；邪在里、在中时，用白虎汤、泻心汤等（里阳证）清除邪热；里之寒证，用理中汤、吴茱萸汤（里阴证）温中祛邪；半表半里证，用小柴胡汤（半表半里阳证）和解清热祛邪，或以乌梅丸、柴胡桂枝干姜汤（半表半里阴证）和解温阳祛邪等，皆是顺应人体自然良能。这就是经方的治病之道，皆遵循道法自然的思想。这些来自道家的方证和思想理论，是自然科学的反映，在临床行之有效，张仲景对此的继承和弘扬是科学发展的必然。

二、摒弃五行学说

《辅行诀》中记载："张机撰《伤寒论》避道家之称，故其方皆非正名也，但以某药名之，以推主为识之耳。"这里的"避道家之称"不仅明示了改方名的缘由，更重要的是，提示了仲景摒弃道家五行思想，创建独特的经方辨证论治体系的大眼目。《伤寒论》中以药名方，以方名证，是方药组合、方证互证、长期临床实践形成的经验总结。《伤寒论》以方名证是经方辨证理论体系的重大特点，如桂枝汤、小柴胡汤等，不仅代表其方药组成及功用，而且还代表了病位、病情，即六经所属。也就是说，从医疗实践着眼是张仲景改变方证名的

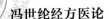

主要原因。这揭示出仲景批判地继承了道家医学。仔细对比《汤液经》与《伤寒论》的方证，仲景撰用了《汤液经》中的 60 个方证，其中 39 个为五脏大小补泻方证，是脏腑辨证论治的典范。《辅行诀》中着重介绍了《五味补泻体用图》，并指出："在天成象，在地成形，天成五气，化成五味，五味之变，不可胜数。今者约列二十五种，以明五行互含之迹，以明五味变化之用。"由此可知《汤液经》中有八纲辨证，但更主要的是以五行理论指导五脏辨证。又据《汉书·艺文志·方技略》记载：经方十一家中有《五脏六腑痹十二病方》三十卷，《五脏六腑疝十六病方》四十卷，《五脏六腑瘅十二病方》四十卷，《五脏伤中十一病方》三十一卷，《客疾五脏狂颠病方》十七卷，皆属脏腑辨证，仲景或者参阅了这些经方著作或撰用其中的方证，但我们惊奇地发现《伤寒论》已经不再用五脏五行理论。张仲景撰用了 39 个方证，却不再以脏腑补泻名方，如小泻肝汤改名为枳实芍药散、大泻肝汤改称为大柴胡汤，小补心汤改称栝楼薤白半夏汤、大补心汤改称为枳实薤白桂枝汤，小补脾汤改名为理中汤、建中补脾汤改名为小建中汤，小泻脾汤改称为四逆汤，值得注意的还有，有的虽用其名，但其适应证已不是脏腑概念，如小泻心汤改名为泻心汤，其适应证为"心气不定，吐血衄血"的阳明里实热证；又如小泻脾汤的适应证为"治脾气实，下利清谷，里寒外热，腹冷，脉微者"，而《伤寒论》改称其为四逆汤，其适应证为"大汗、若大下利而厥冷、脉微欲绝，里虚寒甚者"，这表示张仲景更注重八纲辨证而不再用脏腑理念。

分析张仲景不用五行五脏理论的原因，当知张仲景是医学家，更注重于临床实践，他的理念是紧密结合临床总结出的经验。

旨在创建六经辨证的科学理论体系：六经辨证是以八纲辨证为基础，病位概念分表、里、半表半里，不再用脏腑经络病位的概念。

脏腑辨证的方证存在明显弊端：如在《汤液经》中以小泻心汤、大泻心汤命名者就各有两个，方证不同却以同一个方名命名，可知当时的方证名不规范。还有补和泻的概念含混不清，如小泻脾汤"治脾气实，下利清谷，里寒外热，腹冷，脉微者"，分明是温中补阳之剂，却称为泻脾，而小补脾汤（理中汤）、大补脾汤（小补脾汤加入麦冬、五味子、旋覆花）温补之力显逊，何者为泻？何者为补？难于区分，由于受到五行理论束缚，要使方证名标准化显然有一定的难度。

六经辨证是一元论，脏腑辨证是五元论：六经辨证诊病的过程是先辨六经，然后才落实到方证，是一元论，易于标准化。如患者出现头痛、发热、恶风、汗出、脉浮缓，以六经辨证当归太阳病，其适应方证为桂枝汤，绝不能用麻黄汤、葛根汤。对于六经辨证而言，即使药味相同，用药剂量发生变化其适应证也会不同，如桂枝加桂汤，只是增加桂枝用量，其适应证就成为桂枝汤证又见"气从少腹上冲心者"。此证如用五行五脏辨证则可出现五种可能，用药上也不可能仅增加桂枝用量，这是因为五脏辨证从某种程度上说是五元论。

因此，摒弃五行思想，是张仲景方证名"避道家之称"的主要原因。

有不少学者都认为张仲景摒弃了五行学说，如章炳麟在日本阅读了大量珍本医书，对《五脏附于五行之说》持批判态度，他指出："自《素问》《难经》以五行内统五脏，外贯百病，其说多附会。逮仲景作，独《伤寒》平脉篇、《金匮要略》首章一及之，余悉不道，于是法治切实，方剂广博，而南朝诸师承其风，以为进化。诚然，隋唐、两宋惟巢元方多说五行，他师或时有涉及者，要之借为缘饰，不以为典要视之。及金元以下，如守真、洁古、明清之景岳、天士诸师，虽才有高下，学有疏密，然不免弃六朝唐宋切实之术，而未忘五行玄虚之说以为本。尤在泾心知其非，但客难以攻之，犹不能不为曲护；徐灵胎深诋阴阳五行为欺人，顾己亦不能无濡染，欲言进化，难矣！"章太炎认为，是张仲景摒弃了五行玄学，因致"中医之胜于西医者，大抵《伤寒》为独甚"。

综上所述，张仲景是以《汤液经》的方证为基础，批判地继承了史前的道家、医家的方证经验和八纲、五脏辨证理论，并且在弘扬八纲辨证、摒弃五行五脏辨证的基础上，加入了半表半里病位概念，创建了以八纲为基础的六经辨证理论，撰成了《伤寒论》。

（原载于《中国中医药报》2004 年 10 月 18 日刊）

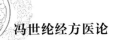

第六节 《伤寒论》溯源

任应秋教授生前曾说道："大凡一门科学发展到了一定的阶段，必然要产生多种认识的方法，以至发展成不同的流派……医学亦毫不例外。"《伤寒论》属于哪一流派？因历史上种种原因，一些文献一直认为《内经》是我国最早的医书，张仲景是根据《内经》撰写了《伤寒论》，中医只有岐黄一派。这是难以令人置信的。今笔者不揣浅陋，对《伤寒论》的撰成谈一点个人看法。

一、《伤寒论》与《马王堆汉墓帛书》有着亲缘关系

1973 年我国长沙出土的《马王堆汉墓帛书》中，有不少与《内经》《伤寒论》相似或相同的内容。《马王堆汉墓帛书》成书年代早于《内经》，它下葬于公元前 168 年，距《伤寒论》著成时间约 350 年。由此可知，张仲景所处的时代，能看到的医书不仅有《内经》，而且还有《帛书》《神农本草经》等。引人注目的是，比较《伤寒论》与《帛书》的内容，可看到有许多息息相关的地方。如对痉病的治疗，《帛书·五十二病方》记有 8 处 20 余行，其方法有热熨发汗、内服药物发汗、药浴、外敷、祝由等，尤以发汗（"汗出到足"）为要。《伤寒论》有关痉病的证治有 10 余条，其治疗方法也用汗法，如用葛根汤、栝楼桂枝汤等。所不同的是，《马王堆汉墓帛书》在论述痉病的成因时，只提到了"风入伤"，而《伤寒论》强调了发汗过多是痉病的重要原因之一。由此可见，《伤寒论》与《马王堆汉墓帛书》及其同期的医书有着一定联系，其中不但可以看到张仲景对前人的继承，而且还可以看出张仲景对治疗痉病不得法的批判。张仲景通过医疗实践，对治疗痉病的经验给予了继承和发扬。如"脚挛急，反与桂枝欲攻其表，此误也""太阳病，发汗太多，因致痉""疮家虽身疼痛，不可发汗，汗出则痉""若火熏之，一逆尚引日，再逆促命期""按法治之而增剧，厥逆，咽中干，两胫拘急而谵语"等，是说《马王堆汉墓帛书》中及

同时期的医书所记载的一些治疗方法如大发汗、灸、熏、熨等强行发汗是不正确的，其主要错误是没有注意维护津液，而造成了痉病的发生或使痉病加重。因此，《伤寒论》中不再有用热熨发汗治痉的记载。更引人注意的是，《马王堆汉墓帛书》有《足臂十一脉灸经》，可知当时盛用灸法，不正确的灸法可导致痉病的发生或加重。在《伤寒论》里可以看到对这些不正确治疗的批判，如"若被火者，微发黄色，剧则如惊痫、时瘛疭""微数之脉，慎不可灸""痉病有灸疮难治"等。

再从所用方药看，也有许多相似的地方。如风引汤很类似《帛书·五十二病方》的第一个方子。又如用冬葵子治疗小便不利，用乌头治痹痛，用烧裈散（女子布）治疗瘥后劳复、阴阳易（体虚热性病）等，都近似于《马王堆汉墓帛书》的内容。说明张仲景沿用了《马王堆汉墓帛书》的方药经验，《伤寒论》与《马王堆汉墓帛书》有着一定亲缘关系，这种亲缘关系远比《内经》明显和密切。

二、《伤寒论》与《神农本草经》一脉相承

任应秋老师认为中国医学最古的派别为三：一曰黄帝针灸，二曰神农本草，三曰素女脉诀，并认为张仲景系神农本草一派。这是很符合历史实际的。关于《神农本草经》一书的著作年代，医史学家争论不一。晋·皇甫谧《甲乙经》序云："伊尹以亚圣之才，撰用《神农本草》以为汤液。"宋刻《伤寒论》序也有"是仲景本伊尹之法，伊尹本神农之经"的记载。果是如此，则《神农本草经》的撰成当是商汤以前，确切与否，有待考证。还有不少人认为是"西汉末年至东汉初年，即公元 1 ～ 2 世纪完成的作品"。不管怎样，它成书于《伤寒论》之前，这是肯定的。《伤寒论》用药 90 多种，其中 70 多种药物均为《神农本草经》所载。因此，高学敏教授认为，不论从临床用药、配伍法度，还是从药物制剂上看，《神农本草经》对《伤寒论》都有巨大影响。笔者认为，从药物理论上看，更能看出《伤寒论》与《神农本草经》是一个体系。《神农本草经》在论述药味功能时，是从病证特点描述，而不见脏腑、阴阳等理论。如干地黄、鳖甲、阿胶等后世称谓的养阴药，只记载"干地黄，味甘寒，主折跌、绝筋、伤中，逐血痹，填骨髓，长肌肉""龟甲，味咸平，主漏下、赤白，

破癥瘕、痎疟、五痔""阿胶，味甘平，主心腹内崩、劳极、洒洒如疟状、腰腹痛、四肢酸痛、女子下血，安胎，久服轻身益气"，而从无论及"养阴""滋阴"作用。值得注意的是，在《伤寒论》也看不到"养阴""滋阴"之说。张仲景用鳖甲，只是取其"主治癥瘕、痎疟（疟母）"，也不是用其养阴作用。因此，从理论体系看，《伤寒论》与《神农本草经》一脉相承。

三、《伤寒论》的雏形是《汤液经》

《汉书艺文志·方技略》记有"医经七家""经方十一家"，经方十一家中有《汤液经》三十二卷。《汉书》记载的是公元前24年至公元206年的史实，《伤寒论》成书于公元208年左右，可知张仲景不但能看到各家之论，而且能看到经方各家之说。那么，他撰写《伤寒论》主要受哪家的影响呢？历史上曾有一些文字记载，如晋·皇甫谧在《针灸甲乙经·序》中说："伊尹以亚圣之才，撰用《神农本草》以为汤液……仲景论广伊尹汤液为数十卷，用之多验。"后人因谓仲景取法于《伊尹汤液经》但是，使人生疑的是《汉书》所记载的《汤液经》是否就是《伊尹汤液经》呢？该说法很长时间没有得到佐证，未能明晰。近有马继兴等专家经多年的考证，出版了《敦煌古医籍考释》一书，该书使人们拨云见日，看到了《伤寒论》的渊源，尤以《辅行诀脏腑用药法要》记述最详："汉晋以远，诸名医辈，张机、卫汜、华元化、吴普、皇甫玄晏……皆当代名贤，咸师式此《汤液经》。"陶隐居云："依《神农本草经》及《桐君采药录》上中下三品之药，凡三百六十五味……商有圣相伊尹，撰《汤液经》三卷，为方亦三百六十首……今检录常情需用者六十首，备山中预防灾疾之用耳。检用诸药之要者，可默契经方之旨焉……外感天行，经方之治，有二旦、六神、大小等汤，昔南阳张机依此诸方撰为《伤寒论》一部，疗法明悉，后学咸尊奉之。"这里可以清楚地看到，汉晋以前许多著名的医生都看到过伊尹所撰的《汤液经》。南北朝时期陶弘景从《汤液经》中检录六十首，记载于《辅行诀脏腑用药法要》中，张仲景主要依此撰写了《伤寒论》。《神农本草经》《汤液经》《伤寒论》一脉相承，皆属于经方体系。

《辅行诀脏腑用药法要》中的许多方剂和适应证，都可以在《伤寒论》中找到相对应的方剂和适应证。如小补心汤方证即栝楼薤白半夏汤方证；小泻心汤方证即大黄黄连泻心汤方证；建中补脾汤即小建中汤方证，小阳旦汤方证即桂枝汤方证；大阳旦汤即黄芪建中汤加人参汤方证；小阴旦汤即黄芩汤加生姜方证；小青龙汤方证即麻黄汤方证，小朱雀汤方证即黄连阿胶汤方证。尤其是二旦、六神、大小等 12 方证，从方剂配伍、药量、炮炙、服法等来看，均与《伤寒论》相符。因此，马继兴等认为："本书此节各方与仲景著作相似，足以证明两者确实同源于《汤液经》。"关于《汤液经》中方药名用二旦、六神等名之，而张仲景改为以某药名之的原因，陶弘景也说得很清楚："张机撰《伤寒论》避道家之称，故其方皆非正名也，但以某药名之，以推主为识耳。"可知《汤液经》是《伤寒论》的原始蓝本。

总之，张仲景所处的时代，是能够看到医经（《内经》等）和经方各家著作的时代。他有可能撰用过《素问》等医经著作，有待考证。只就撰写《伤寒论》一书来说，张仲景主要依据了《汤液经》《神农本草经》，而并不是依据《内经》。张仲景治学态度是"博采众方"，可知他还博采了《马王堆汉墓帛书》一类医书及其他经方家的内容。鉴此，《伤寒论》应隶属《汉书》所载的"经方家"派别。

（原载于《国医论坛》1992 年第 4 卷）

第七节 《伤寒论》再溯源

有关张仲景撰写《伤寒论》的主要渊源，拙作《伤寒论溯源》中提出《伤寒论》的主要内容来自于《汤液经》，张仲景是经方学派的杰出传人，方剂之祖是过誉之谈。今就其主要理论来源进行不成熟的探讨。

一、张仲景并非据《内经》撰写《伤寒论》

自成无己以《内经》注《伤寒论》，后世多认为张仲景依据《内经》撰写了

《伤寒论》，其主要依据是《伤寒论》原序："撰用《素问》《九卷》《八十一难》《阴阳大论》《胎胪药录》并《平脉辨证》，为《伤寒论》。"因为有《伤寒论》序，人云亦云，多信其实。但也有不少人提出异议，如经方大师胡希恕在20世纪60年代就提出"仲景书取法于《汤液经》"，认为此序有问题，并在多次讲座中指出原序从文字、语句、声律上看非仲景本人之作。近在南阳听钱超尘教授讲授其考证论文，持此观点，并提供了有力的证据。钱老指出："撰用以下23字为后人所加。"并据杨绍伊的《伊尹汤液经》研究认为是王叔和加入，其大意是：仲景序中"撰用《素问》《九卷》《八十一难》《阴阳大论》《胎胪药录》《平脉辨证》"五句，与"若能寻余所集，则思过半矣"至"欲视死别生，实为难矣"，悉出叔和撰次。知者，以此篇序文，读其前半，韵虽不高而清，调虽不古而雅。非骈非散，的是建安。"天布五行"，与"省疾向病"二段，则笔调句律，节款声响，均属晋音。试以《伤寒论》中词句验之，即知其是一家骨肉。更证以《千金方序》文中引"当今居世之士，曾不留神医药"至"彼何荣势之云哉"一节，称张仲景曰。而《序例》中引"天布五行以运万类"至"夫欲视死别生实为难矣"一节，不称张仲景曰。即知其语，非出自仲景之口。再以文律格之："勤求古训，博采众方。"在文律中为浑说，"撰用《素问》《九卷》"等五句，在文法中为详举。凡浑说者不详举，详举者不浑说。原文当是"感往昔之沦丧，伤横夭之莫救，乃勤求古训，博采众方为《伤寒论》，合十六卷"。此本辞自足，而体且简。若欲详举，则当云"感往昔之沦丧，伤横夭之莫救，乃撰用《素问》《九卷》《八十一难》《阴阳大论》《胎胪药录》，并《平脉辨证》为《伤寒论》，合十六卷"。不当浑说后又详举也。且仲景为医中汤液家，汤液家举书不举《汤液经》而举《素问》，不数伊尹而数岐黄，何异家系中不系祖称而谱东邻也。至其下之"按寸不及尺，握手不及足，人迎趺阳，三部不参"，殊不知三部九候，乃针灸家脉法，非汤液家脉法。针家刺在全身，誓不能不遍体考脉；汤液家重在现证，脉则但候其表里寒热、脏腑虚实、荣卫盛衰以决其治之可汗、不可汗，可下、不可下而已。故诊一部亦已可定，不必遍体摩挲。以汤液家而用针灸家骂汤液家之语骂人，仲景纵亦精于针灸脉法，何至遽瞆瞆而矛盾若是！

著名中医文献学家李茂如先生认为："应知现传《伤寒论·序》出自宋臣所载，其文向以愤世洒波称著，特专以文章为言耳；若果据以辨章学术，则深知其文真伪错杂，绝难尽信。宋版《伤寒论·序》大抵半属仲景之言，半出唐宋医家夸诞之词，试检唐初孙思邈《千金方·序》，标名引述云："张仲景曰：当今居世之士……何荣势之云哉一段，信属仲景之言；而夫天布五行……夫欲视死别生固亦难矣一段，别载于《千金方·治病略例第三》，则明系孙氏之言。举此，略证今本《伤寒论·序》乃杂引后世之文，不可尽为考溯之据也。清代曹禾《医学读书附记》对此辨之甚详……治学贵在严慎辨察，去伪存真，所称撰用《素问》《九卷》《八十一难》云者，既非确属仲景之言，且亦不合《伤寒论》之实，盖为后人不察本源而妄事增附之文，岂可据为论证乎？"

　　总之，从以上的考证资料说明"撰用《素问》《九卷》《八十一难》《阴阳大论》《胎胪药录》并《平脉辨证》"等不是张仲景手笔，是后人所加，也就是说只就《伤寒论》序看，不能证明张仲景依据《内经》撰写了《伤寒论》，其医学理论也不能说是来源于《内经》。

　　又有的人非常强调《伤寒论》的理论主要依据《阴阳大论》，但据《敦煌医药文献辑校》记载的《伤寒论》(乙本)："凡伤寒之病……"马继兴注解到："此书抄写年代为……在唐高宗时期。""宋本在第四十八条之首并无《阴阳大论》字样，宋本第一条虽引有《阴阳大论》，但该引文距第四十八条相去甚远，已不属引文范围"。这里不但说明《阴阳大论》是后人所加，而且其各条文中并无《阴阳大论》的内容。因此，说张仲景引用《阴阳大论》也是无据的。

二、《伤寒论》源自经方理论体系

　　任应秋老师认为中国医学最古的流派为三：一曰黄帝针灸；二曰神农本草；三曰素女脉诀，并认为张仲景系《神农本草经》一派，这是符合中国医史实际的。晋·皇甫谧《甲乙经序》云："伊尹以亚圣之才，撰用《神农本草》以为汤液。"宋刻《伤寒论》序也有"是仲景本伊尹之法，伊尹本神农之经"的记载。从药物理论来看，更能看出《伤寒论》与《神农本草经》一脉相承，而与《内经》不同。如《神农本草经》在论述药味功能时，是从病证特点描述，而不见脏腑经络等理论。对干地黄的描述为："味甘寒，主折跌绝筋、伤中、逐血痹、填骨髓、长肌肉。"对鳖甲的描述为："味咸，平。主心腹癥瘕坚积、寒热、去痞、息肉、阴蚀、痔（核）、恶肉。"对阿胶的描述为："味甘平，主心腹内崩、劳极洒洒如疟状，腰腹痛，四肢酸痛，女子下血，安胎，久服轻

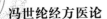

身益气。"这类药，都未提到"养阴""滋阴"作用。在《伤寒论》中也看不到养阴滋阴之说。张仲景用鳖甲只是取其主治"癥瘕""痎疟（疟母）"，也不是用其养阴滋阴作用。而脏腑辨证都把这类药物视为有补心肾阴、养阴滋阴的作用。因此，从理论体系看，《伤寒论》是承系《神农本草经》、经方体系，而没有承系《内经》体系。

从两书的内容来看，对疾病的概念、理论有明显不同。如对疟疾证治，《金匮要略·疟病》篇第4条："温疟者，其脉如平，身无寒，但热，骨节烦痛，时呕，白虎加桂枝汤主之。"是说疟病脉自弦，已在前论述，今温疟脉不弦，故谓其脉如平。热结于里，则身无寒但热，复有外邪，则骨节烦痛；气冲热壅，故时呕也，此是温疟用白虎加桂枝汤治疗。对此《内经》有着不同的概念。《素问·疟论》篇曰："帝曰：先热而后寒者何也？岐伯曰：此先伤于风而后伤于寒，故先热而后寒也，亦以时作，名曰温疟。其但热而不寒者，阴气先绝，阳气独发，则少气烦冤，手足热而欲呕，名瘅疟。"这里的瘅疟很明显是《金匮要略》所说的温疟，此温疟不同于《金匮要略》的温疟。又如对癫狂的论述，《内经》与《伤寒论》也截然不同。如《素问·至真要大论》曰："诸躁狂越，皆属于火。"《难经·二十难》曰："重阳者狂，重阴者癫。"《素问·脉解》篇曰："所谓甚则狂癫疾者，阳尽在上，而阴气从下，下虚上实故狂癫疾也。"即把狂的成因，主要归结为火热、重阳。而《伤寒论》第112条曰："伤寒脉浮，以火迫劫之，亡阳必惊狂。"把惊狂的成因主要归结为亡阳，概念大相反，可见两者有着理论体系的不同。因未明两个理论体系的不同，而总是按《内经》释《伤寒论》往往让人贻笑大方。如对"亡阳必惊狂"，有的注家谓："本方中的亡阳和少阴证的亡阳不同。少阴亡阳是有汗出肢冷，筋惕肉瞤的证候；火邪的亡阳，则是惊狂卧起不安。因为前者所伤是肾阳，后者所伤是心阳，伤肾阳的宜四逆汤、真武汤，伤心阳的宜桂枝汤救逆。本节是因火邪逼迫，心神耗散以致惊狂不安，所以用桂枝汤去芍药之苦平，加蜀漆之辛散，目的是使火邪与外邪一时并散……"已知病机是心阳耗散，治疗还要散火气？怎能自圆其说？又如对《伤寒论》第27条"太阳病，发热恶寒，热多寒少，脉微弱者，此无阳也，不可发汗，宜桂枝二越婢一汤"的注解，把"无阳"解释为"阳气虚"或是"表之寒邪轻，而里之温热重"，用《内经》解释，望文生义，岂能全通？产生这些问题的原因，是《伤寒论》与《内经》为两个不同的理论体系，只就桂枝去芍药加蜀漆龙骨牡蛎汤证看即可明白。"伤寒脉浮，以火迫劫之，亡阳必惊狂"，是说伤寒脉浮，本宜麻黄汤发汗治之，而医以火迫使大汗出，乃错误的治疗方法，徒亡津液，不但表不解，反导致急剧的气上冲，并激动里饮，而发惊狂，以致卧起不安。用桂枝去芍药加蜀漆龙骨牡蛎汤能治火劫亡阳的逆治证，故又特称之为救逆汤。此方为桂枝汤去芍药加祛痰的蜀漆、镇惊的龙骨、牡蛎，故治桂枝去芍药汤证有痰饮而惊狂不安者。值得说明的是，蜀漆苦辛平，为除痰、截疟药，并无解表散邪作用，临床常以半夏、茯苓等代之，疗效颇佳。这里可看出《伤寒论》的亡阳与《内经》的亡阳概念是不同的。

总之，从理论体系看，《伤寒论》不同于《内经》，《伤寒论》有其独特的理论体系。

（原载于《中国中医药报》2003 年 12 月 15 日）

第八节 《内经》乾坤大《伤寒论》六经小

—— 《伤寒论》与《内经》辨证体系的比较

《黄帝内经》（以下简称《内经》）和《伤寒论》（以下简称《伤寒论》）是中医药学最重要、最具有代表性的两部著作，要继承和弘扬中医，首先要认清两书的主要学术特点和内涵。而由于历史诸多原因，对两书的认识并不尽人意，如历来人们认为张仲景据《内经》撰写了《伤寒论》。通过考证已证实，《伤寒论》原序中"撰用《素问》《九卷》《八十一难》《阴阳大论》《胎胪药录》并《平脉辨证》"23 字，不是张仲景所写，而是后人增入，提示了《伤寒论》与《内经》有理论体系的不同，值得探讨。实际理论体系的不同，不仅靠文献考证，更主要看两书的主要内容。本文试图对比研究两书部分内容，探讨其理论体系的不同，供同道共讨之。

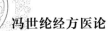

一、《内经》乾坤大《伤寒论》六经小

一般认为《内经》撰成于春秋战国，章太炎先生认为《素问》成书于周末，在秦始皇并天下前，理由是："《黄帝内经》之名，本出依托，宋人已知为七国时作，今案《素问·宝命全形论》：故针有悬布天下者五，黔首共馀食（新校正云：全元起本'馀'作'饱'，略从之）莫之知也。始皇更名民黔首，或有所承，要必晚周常语。《礼记·祭义》：明命鬼神，以为黔首，则亦七国人书也。观饱字之误为馀，则知本依古文作饱（笔者注：古写饱字很像馀，见康熙字典），故识者知为饱，不识者误为馀，是知《素问》作周末，在始皇并天下前矣。《灵枢》旧称《九卷》，亦曰《针经》，亦曰《九灵》。黄以周云：《素问·针解》篇之所解，其文出于《九卷》，新校正已言之。又方盛衰论言：合五诊，调阴阳，已在经脉。经脉即《九卷》之篇目，王注亦言之。则《素问》且出于《九卷》之后者矣。黄说甚确，由今案验，文义皆非淳古，《灵枢》前乎《素问》亦不远也。"说明《内经》由《素问》《灵枢》组成，皆在周末前撰成，后世统称为《内经》。《汉书·艺文志·方技略》记载于医经类，为医经七家之一，即《内经》十八卷，当即《素问》九卷、《灵枢》九卷。《汉书·艺文志》把医经定义为："医经者，原人血脉、经落（络）、骨髓、阴阳、表里，以起百病之本，死生之分。"而现今看到的《内经》，其内容是极其丰富，涉及古代的易学、哲学、巫术（祝由）、阴阳五行、医学解剖、脏腑经络、生理病理等诸多理论。在医学角度，注重于五脏六腑及其经脉经络的运行，对人体的生理、病理，以八纲、气血营卫、五运六气、五脏六腑等理论来阐述，并用《易经》天人合一理论阐述防病治病。临床识病，通过四诊认证，兼用八纲、五运六气辨证、脏腑经络辨证。简而言之，《内经》的撰成，是出于汉前几代众多人的医学理论文集，其特点是详于理论、针灸经络，所重乃在经脉出入，疾病传变，而略于方药。

《伤寒论》是由张仲景依据《神农本草经》《汤液经》于东汉建安中期撰成。《汤液经》在《汉书·艺文志·方技略》归类于经方："经方者，本草石之寒温，量疾病的浅深，假药味之滋，因气感之宜，辨五苦六辛，致水火之齐，以通闭解结，反之于平。"其主要内容是，阐述常见的急性（天行）病和慢性病是何方证用何方治疗，张仲景撰用并论广这些方证，同时由八纲辨证发展为六经辨证，撰成《伤寒论》。而不再用五脏名称，更重要的是，阐述病因病机不再用五行六气、经脉流注，主用八纲辨证，兼用气血、津液、荣卫、正气、外邪及原始的脏腑生理概念。其六经的主旨，不是根据病邪、病因的不同来总结治病规律，而是根据外邪致病后人体反映出的症状特点，用八纲辨证分类来总结治疗规律。其特点是详于辨方证，重在据证治病，而略于防病养生。

二、六经概念不同

《内经》的三阴三阳（六经）是经络脏腑概念，其概念、理论论述散见于《内经》诸多篇中，而比较典型的集中于《素问·热论》篇，其主要内容是："今夫热病者，皆伤寒之类也……一日巨阳受之，故头项痛，腰背强（明·李念莪注：太阳为三阳之表，而脉连风府，故伤寒多从太阳始。太阳经脉，从头项下肩，挟脊抵腰，故其病如此）。二日阳明受之，阳明主肉，其脉侠鼻络于目，故身热目疼而鼻干，不得卧也。三日少阳受之，少阳主胆，其脉循胁络于耳，故胸胁痛而耳聋；三阳经络皆受其病，而未入于脏者，故可汗而已。四日太阴受之，太阴脉布胃中络于咽，故腹满而咽干；五日少阴受之，少阴脉贯肾，络于肺，系舌本，故口燥舌干而渴；六日厥阴受之，厥阴脉循阴器而络于肝，故烦满而囊缩。三阴三阳五脏六腑皆受病，荣卫不行，五脏不通，则死矣。"显而易见，这里的三阴三阳是脏腑经络概念，《内经》的三阳病，可用汗法，《伤寒论》的少阳、阳明禁汗。症状描述也有明显的不同，与《伤寒论》的六经有着根本的不同。王叔和、成无己以《内经》注《伤寒论》多源于此。章太炎批评王叔和强引《内经》注《伤寒论》一日一经传变之谬亦即指此。

《伤寒论》的六经（三阴三阳），全书并未言及经络内容，只是由六经提纲来确定，即太阳病的判定即为第1条（《伤寒论》赵开美本序号，以下同）："太阳之为病，脉浮头项强痛而恶寒。"用八纲分析之则为病位在表的阳实热证；阳明病为第180条："阳明之为病，胃家实是也。"用八纲分析，即病位在里的阳实热证；少阳病为第263条："少阳之为病，口苦、咽干、目眩也。"用

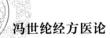
八纲分析，即病位在半表半里的阳实热证；少阴病为第281条："少阴之为病，脉微细，但欲寐也。"用八纲分析，即病位在表的阴虚寒证；太阴病为第273条："太阴之为病，腹满而吐，食不下，自利益甚，时腹自痛，若下之，必胸下结硬。"用八纲分析，即病位在里的阳虚寒证；厥阴病为第326条："厥阴之为病，消渴，气上撞心，心中痛热，饥而不欲食，食则吐蛔，下之利不止。"用八纲分析，即病位在半表半里的阴寒虚证。这里可看出，六经病实际是由八纲归类的证，不是经络脏腑的概念。

对比研究可见，《内经》的六经是指五脏六腑的六经，三阴三阳也即五脏六腑概念，而《伤寒论》的六经是八纲的概念。值得注意的是，《内经》脏腑经络有表里（内外）、开阖枢机等概念，虽亦有八纲（寒、热、虚、实、表、里、阴、阳）概念，但无半表半里概念，而《伤寒论》突出了半表半里概念，此见于《伤寒论》第148条："伤寒五六日，头汗出，微恶寒，手足冷，心下满，口不欲食，大便硬，脉细者，此为阳微结，必有表，复有里也。脉沉，亦在里也，汗出为阳微，假令纯阴结，不得复有外证，悉入在里，此为半在里半在外也。脉虽沉紧，不得为少阴病，所以然者，阴不得有汗，今头汗出，故知非少阴也，可与小柴胡汤。"把半表半里病位理念加于八纲辨证中，是张仲景的发明，正缘于此，由八纲辨证发展为独特的六经辨证理论体系。

《伤寒论》与《内经》最主要的不同是运用八纲，且在八纲中加入了半表半里理念，形成了六经辨证理论，即创建了六经辨证理论体系。因此，《伤寒论》用八纲（六经）辨证，重在治病，而略于预防、养生。通过对比研究可知，两书的内容、学术特点有着明显的不同，可证张仲景并没有撰用"《素问》《九卷》《八十一难》《阴阳大论》"，即不是据《内经》撰写《伤寒论》，而是据《汤液经》撰成了《伤寒论》。张仲景撰用《汤液经》的主要方证及八纲，并加入半表半里理念，创建了六经辨证理论，从而形成了独特的六经辨证理论体系。

（原载于《中国中医药报》2005年05月12日）

第九节　《伤寒论》与《内经》辨治方法不同

　　《黄帝内经》（下简称《内经》）和《伤寒论》（下简称《伤寒论》）是不同时代的两部中医古籍，《内经》前而《伤寒论》后。两书皆同源于古代的医经，以易学、阴阳、五行、六气、卫气营血、精气神等为主导，辨证皆以四诊、八纲。不同的是，《内经》集古代医学、哲学理论之大成，其中阴阳、五行、六气对后世影响深远，不仅用其推演疾病的生理、病理、治疗用药，而且用于推演防病、养生等。由于六经辨证是根据症状反映来分析病情、病性的，所以《伤寒论》的辨证论治的实质是：于患病人体一般的规律反应基础上，而适应整体、讲求疾病的通治方法。即《伤寒论》只是根据疾病所反应的症状治病，不再应用《内经》中的五行、六气推演辨证。

一、五行、六气用舍不同

　　《素问·玉机真藏论》曰："春脉者肝也，东方木也，万物之所始生也。故其气来软弱轻虚而滑，端直以长，故曰弦，反此者病，其气来实而强，此谓太过，病在外；其气来不实而微，此谓不及，病在中。太过则令人善忘，忽忽眩冒而巅疾；其不及则令人胸痛引背，下则两胁胠满。夏脉者，心也，南方火也。"《素问·金匮真言论》曰："东方青色，入通于肝，开窍于目，藏精于肝，其病发惊骇。其味酸，其类草木，其畜鸡，其谷麦，其应四时，上为岁星，是以春气在头也，其音角，其数八，是以知病之在筋也，其臭臊。南方赤色，入通于心。"《素问·阴阳应象大论》曰："东方生风，风生木，木生酸，酸生肝，肝生筋，筋生心。肝主目，其在天为玄，在人为道，在地为化，化生五味，道生智，玄生神，神在天为风，在地为木，在体为筋，在脏为肝，在色为苍，在变动为握，在窍为目，在味酸，在志为怒，怒伤肝，悲胜怒，风伤筋，燥胜风，酸伤筋，辛胜酸。南方生热，热生火，火生苦，苦生心……"这种用五

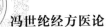

行、六气联系人体五脏生理病理的论述，在《内经》里非常多，这种理论在中国（更确切地说在中原），经后世发展得丰富多彩，其理论也众说纷纭。其特点是具有地域性和推演性，有时根据疾病症状的表现，有时更注重根据季节、气候、地域等。

已知《伤寒论》的主要方证来自于《汤液经》（以下简称《汤液经》），值得注意的是，仲景撰用《汤液经》中60个方证，其中39个为大小五脏补泻方证，是脏腑辨证论治的典范，而且在《辅行诀脏腑用药法要》中还着重介绍了《五味补泻体用图》，并指出："在天成象，在地成形，天成五气，化成五味，五味之变，不可胜数。今者约列二十五种，以明五行互含之迹，以明五味变化之用。"可知《汤液经》也用五行理论指导五脏辨证。但张仲景撰用了39个方证，却不再用其脏腑补泻之名，如小泻肝汤改名为枳实芍药散、大泻肝汤改称为大柴胡汤、小补心汤改称栝楼薤白半夏汤、大补心汤改称为枳实薤白桂枝汤、小补脾汤改名为理中汤、建中补脾汤改名为小建中汤、小泻脾汤改称为四逆汤……值得注意的是，有的虽用其名，但其适应证已不是脏腑概念。如小泻心汤改名为泻心汤，其适应证为"心气不定（足），吐血衄血"的阳明里实热证；又如小泻脾汤其适应证为"治脾气实，下利清谷，里寒外热，腹冷，脉微者"。《伤寒论》改名为四逆汤，其适应证为"脉浮而迟，表热里寒，下利清谷"。这里很明显，张仲景抛弃了五行五脏理论，跳出五行外，而主用八纲辨证。全书的主要内容是以六经辨证和辨方证，其六经是指太阳、阳明、少阳的三阳，和少阴、太阴、厥阴的三阴而言。论中虽称之为病，其实即是证，而且来自八纲，具体内容即其提纲，即"太阳之为病，脉浮头项强痛而恶寒""阳明之为病，胃家实是也""少阳之为病，口苦、咽干、目眩也""少阴之为病，脉微细，但欲寐也""太阴之为病，腹满而吐，食不下，自利益甚，时腹自痛，若下之，必胸下结硬""厥阴之为病，消渴，气上撞心，心中痛热，饥而不欲食，食则吐蛔，下之利不止"，《伤寒论》是先辨六经，再辨方证，无须再用五行五脏理论。因此，章太炎先生称："不拘五行生克之论者，盖独仲景一人耳。"又说："自《素问》《难经》以五行内统五脏，外贯百病，其说多附会。逮仲景作，独《伤寒论》平脉篇、《金匮要略》首章一及之，余悉不道……"这里要明确一点，《伤寒论》中的平脉篇、《金匮要略》的首章是王叔和所加入，由此，也更可知《伤寒论》不用五行、六气理论。

二、治疗理念不同

1. 五元论和一元论不同

《内经》以五脏五行、经络流注为生理基础，论病则以其五脏、六气变化为主。其特点为重视五行、六气，五脏附会五行，如"病之生变，气相得则微，不相得则甚；气有余则制己所胜而侮所不胜，其不及则己所不胜侮而乘之，己所胜轻而侮之"（《素问·五运行大论》）。从多方面论述病因病机，治疗不但治本脏病，还要考虑生克的脏腑。临床辨证治疗可从五个方面考虑，遇一病（证）时，既可从心论治，也可从脾论治，也可从肾论治，也可从肝论治，也可从肺论治，因此，辨证论治是五元论。

《伤寒论》以六经辨证，再辨方证，凡遇病（证）先辨六经所属，治疗时再辨方证，有是证，用是方，用是药，与《内经》五种可能显然不同，表明《伤寒论》是一元论。

2. 重病因与重症状不同

《内经》偏重于病因病机辨证，如"风寒湿三气杂至，合而为痹也"（《素问·痹论》）；"寒气客于脉外，则脉寒"（《素问·举痛论》），如"诸风掉眩，皆属于肝。诸寒收引，皆属于肾。诸湿肿满皆属于脾"（《素问·至真要大论》）；"春伤于风，邪气留连，乃为洞泄"《素问·生气通天论》。"先伤于风，而后伤于寒，故先热而后寒也"《素问·疟论》。因而临床注重于病因病机辨证，治疗多推演脏腑经络的虚实寒热表里阴阳、具体致病之外邪，如风寒束表（肺），用辛温解表（宣肺）；如风热束表（肺），治用辛凉解表（宣肺）。又往往根据气候、季节而判定外邪的属性而指导治疗，如秋冬多为风寒束表，多宜辛温；春夏多为风温犯表，多宜辛凉。

《伤寒论》的辨证主要依据人体患病后所反映出的症状特点、病情、病性，即依据形成的证来治病，针对的是证的寒热虚实表里阴阳，不推论经脉流注、致病具体外邪。凡在表者发汗解表，阳热实证（太阳病）无汗者，用麻黄类方药，有汗者，用桂枝类方药；阴寒虚证（少阴病）无汗者用麻黄附子甘草

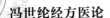

汤，有汗者用桂枝加附子汤。多用辛温解表，没有辛凉解表之方，只有在里热、阳明里热时方用辛凉清里，而不是解表。更重要的是，六经概念不同而治疗不同。《内经》谓："三阳经络皆受其病，而未入于脏者，故可汗而已。"即认为三阳病皆可用汗法。而《伤寒论》的少阳病治用和法；阳明病治用清里热法，皆忌用汗法。对三阴的治疗更明显不同，《内经》谓："三阴三阳五脏六腑皆受病……其未满三日者，可汗而已，其满三日者，可泄而已。"《伤寒论》的三阴病，除少阴病用汗法外，太阴、厥阴皆忌用汗法和下法。

3. 治疗分内伤和外感不同

《素问·通评虚实论》曰："邪气盛则实，精气夺则虚。"《内经》有很多篇章论述了五脏虚损造成的各种无外邪的虚劳病证及外邪造成的邪实之证，在后世衍变为内伤病和外感病，治疗分为补虚和祛邪，二者截然分明。《伤寒论》的六经是人体患病后正邪相争反映出的六种证候，因以疾病反映出的症状为辨证、治疗依据，不把疾病分为内伤和外感。治疗时多以扶正祛邪为主，如太阳病的麻黄汤、桂枝汤温中解表，少阴病的麻黄附子甘草汤、桂枝加附子汤温阳解表，太阴病的理中汤温中祛寒邪等。

（原载于《原中国医药学报》2005 年 05 月 16 日）

第十节　两个六经不能混淆

——《伤寒论》的理论来源

很多学者认为张仲景据《内经》撰成了《伤寒论》，因而以《内经》的六经、脏腑经络释《伤寒论》，其结果便是不能正确理解张仲景医学。笔者据考证资料证实，张仲景不是根据《内经》撰写的《伤寒论》，它的主要内容及方证，来自于《汤液经》等经方医学。《伤寒论》主要继承八纲辨证。并加入半表半里理念而形成了六经辨证。这样以六经为纲，以方证为目，形成了独特的辨证论治体系。《伤寒论》的六经与《内经》的六经是不同的理论概念，在解读《伤寒论》时，两种概念不能混淆。

由于种种原因，对于仲景学术本源累世迷惑莫辨，认为《伤寒论》的理论（这里主要指六经概念）来自《内经》，或来自《阴阳大论》，诚不能无憾耳。值得庆幸的是，近来不少研究似拨云见日，在这里以科学严谨的态度考证医史、考证仲景书的内容是其关键。

一、《伤寒论》的理论来源

1. 张仲景未曾撰用《素问》

历史有时也愚弄人，本来是后人写的几句话、几篇文章，却变成了张仲景所写，其中不少人误于《伤寒论》原序，即序中有"撰用《素问》《九卷》《八十一难》《阴阳大论》《胎胪药录》并《平脉辨证》"23 字，认为是仲景所写。但世间也不失具有慧眼者，经考证就可看出其破绽。如 20 世纪 30 年代医史学家杨绍伊先生在《伊尹汤液》指出："仲景序中，撰用《素问》《九卷》《八十一难》《阴阳大论》《胎胪药录》并《平脉辨证》五句，悉出叔和撰次。"近有山西中医研究院中医文献学家李茂如先生指出："《伤寒论序》乃杂引后世之文……治学贵在严慎辨察，去伪存真，所称撰用《素问》《九卷》《八十一难》云者，既非确属仲景之言，且亦不合《伤寒论》之实，盖为后人不察本源而妄事增附之文，岂可据为论证乎？"钱超尘教授对此进行了系统详细考证，列举孙思邈《备急千金要方序》标名引用仲景《伤寒论序》，无此 23 字；日本古本《康平本伤寒论序》将此 23 字改为小字嵌注于"勤求古训，博采众方"8字之下。因此，钱超尘教授明确指出："以上诸家考究极可凭信，23 字为后人增入。"即证明了张仲景并非据《内经》撰写了《伤寒论》。

2. 医经、经方自古有别

任应秋老师撰《医学流派溯洄论》指出："中医最古分为三派：一曰黄帝针灸，二曰神农本草，三曰素女脉诀……其传承派别可以推见者，华元化为黄帝针灸一派，张仲景为神农本草一派，秦越人为素女脉诀一派。"李茂如先生

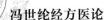

则认为主要分为医经、经方两派:"考中医学派,自两汉以迄六朝,本有医经、经方之别,《汉志》分载医经七家,经方十一家;梁代阮孝绪《七录》分载医经部八种,经方部一百四十种,典籍具在,昭然可稽。尽管二者至唐宋以降书目日繁,融之衍之,门类别创新例,然当汉末之际,仲景之学固属经方学派殆无疑义。"不论古今哪种分法,皆可说明仲景明确不是继承自《内经》,而是承继经方派,经方是其祖祢。

医经与经方的区别,在其学术根源不同,班固在《汉书·艺文志》谓曰:"医经者,原人血脉、经落(络)、骨髓、阴阳、表里,以起百病之本,死生之分,而用度箴(针)、石、汤、火所施,调百药齐和之所宜……经方者,本草石之寒温,量疾病之浅深,假药味之滋,因气感之宜,辨五苦六辛,致水火之齐,以通闭解结,反之于平。"可见医经重在脏腑经络运行生理,而经方重在疾病反应症状及对证治疗方药,这就决定了《内经》与《汤液经》学术理论有一定不同。因此,杨绍伊撰《伊尹汤液》指出:《汤液经》是《伤寒论》的祖祢,《内经》只不过是《伤寒论》的东邻。

3.《内经》并非中医学术唯一源头

班固在《汉书·艺文志·方技略》记载:医经为七家,除了《内经》十八卷外,尚有《扁鹊内经》九卷、《白氏内经》三十八卷、《旁篇》二十五卷、《外经》三十七卷、《外经》十二卷、《外经》三十六卷。虽流传不明,但张仲景恰逢其时,看到的医经当非《内经》一家。1973年出土的《马王堆汉墓帛书》记有《足臂十一脉灸经》,可知成书比《内经》早,可证《内经》并非中医理论唯一源头,中医自古并非《内经》一家、一派。又从《马王堆汉墓帛书》所记载的方药看,也有许多与《伤寒论》相似的内容,如风引汤很类似《马王堆汉墓帛书》诸伤第一方;又如用冬葵子治疗小便不利、用乌头治痹痛、用烧裈散治疗瘥后劳复、阴阳易等,两书皆相同,有力说明两书有亲缘关系。

4.《阴阳大论》为王叔和所撰

有的人根据《伤寒论原序》中有"撰用《素问》《九卷》《八十一难》《阴阳大论》……"之句,误认为仲景学术理论来自《阴阳大论》。杨绍伊考证"撰用……《阴阳大论》"23字为王叔和增入而非仲景所写,更进一步指出:

《素问》《九卷》《八十一难》《阴阳大论》四书，三阳三阴篇中无一语道及，辨脉平脉之答曰、师曰类，又非仲景自作，其"伤寒例"一篇，为王叔和之作，篇中已有明文。而伤寒例，首引《阴阳大论》篇中之语，亦悉出此四书，是四书乃叔和撰用之书，非仲景博采之书也。"这里所说的"伤寒例"首引《阴阳大论》内容，在1980年出版的桂林古本《伤寒论》中可看到，即"伤寒例"第四记有"阴阳大论云"以下内容，大致为综述《内经》有关篇章，如引自《阴阳应象大论》《热论》等篇的内容。因此，杨绍伊明确指出："又三阳三阴篇中，叔和撰次之可考，见者，除问曰答曰之辨脉法类，与问曰师曰之平脉法类外，无第三类，此撰用之书，除《素问》《九卷》《八十一难》《阴阳大论》四书，为撰"伤寒例"之书外，亦唯《胎胪药录》《平脉辨证》二种，平脉法之问曰、师曰类，既为出于平脉辨证，则辨脉法之问曰答曰类，必为出于《胎胪药录》无疑，由是言之，叔和之作伪，实欲自见其所撰用之书。"即《阴阳大论》是王叔和作伪之书，张仲景岂能撰用王叔和之书？可知《伤寒论》的理论来源于《阴阳大论》是毫无根据的。

二、《伤寒论》之实考证

1.《伤寒论》的方证源自《汤液经》

近20年来，马继兴先生等考证了《汤液经》的内容及和《伤寒论》的关系，由《辅行诀脏腑用药法要》的记载，证实《伤寒论》的主要方证来自《汤液经》的大小、二旦、六神道家医学方证，恰合《伤寒论》之实。

这里要明确的是，《汤液经》以道家医学方证和理论为主，其中不乏古代的脏腑辨证和八纲辨证中医理论。陶弘景曾指出，张仲景在《伤寒论》方证名"避道家之称"不再用六神、二旦名，而以药名之。笔者考证，《汤液经》的方证名有以五脏名之者，而《伤寒论》弃而不用，更是"避道家之称"的大眼目。从全书内容看，仲景不用五脏辨证而用八纲六经辨证，是《伤寒论》科学价值高，影响深远的主要因素。故章太炎评论曰："不拘五行生克之论者，盖独仲景一人耳。"也因此"中医之胜于西医者，大抵伤寒为独甚"。显现了张仲景旨在独取八纲辨证而创建六经辨证，及《伤寒论》的六经优越性、科学性，

故此亦影响深远

2.《伤寒论》的六经来自八纲

对六经实质争论很多，其中有不少注家，受王叔和影响，多认为《伤寒论》的六经来自《内经·热论》。章太炎早已批判过叔和附会《内经》一日一传之说，指出《伤寒论》六经不同于《内经》的六经。胡希恕先生在20世纪60年代即指出《伤寒论》的六经来自八纲。六经的实质是：人体患病后出现的六类症状反应，即人体患病后，由于体质的不同、外邪的不同、时间不同等表现出不同的症状，这些不同的症状（以八纲分类），张仲景以提纲形式分为六类，这便是六经。具体而言即：太阳病（脉浮头项强痛而恶寒）为在表的阳证，少阴病（脉微细，但欲寐）为在表的阴证；阳明病（胃家实）为在里的阳证，太阴病（腹满而吐，食不下，自利益甚，时腹满自痛）为在里的阴证；少阳病（口苦，咽干，目眩）为在半表半里的阳证，厥阴病（消渴，气上撞心，心中痛热，饥而不欲食，食则吐蛔）为在半表半里的阴证。

初学中医，因受《内经》是中国最古医典及中医理论皆来源于《内经》的束缚，难于理解这一观点，但是，随着考古、考证的进一步发展，越来越证实其科学性。验之于临床，六经实质历历在目，再反复读仲景条文和考证《汤液经》内容，更清楚了六经来自八纲。值得注意的是，对比研究《伤寒论》与《汤液经》更能明确《伤寒论》理论特点，如《汤液经》的方证记载，虽有八纲概念，但无半表半里概念。班固对经方的定义："经方者，本草石之寒温，量疾病之浅深，假药味之滋，因气感之宜，辨五苦六辛，致水火之齐。"其具八纲概念，仅显表（浅）里（深），而无半表半里概念。张仲景在总结、整理前人的方证经验时，注意到症状的反应有在表者，有在里者，更注意到有在半表半里者。在《伤寒论》中多处提出半表半里概念，如第148条："伤寒五六日，头汗出、微恶寒、手足冷、心下满、口不欲食、大便硬、脉细者，此为阳微结，必有表，复有里也；脉沉亦在里也，汗出为阳微。假令纯阴结，不得复有外证，悉入在里，此为半在里半在外也。"仲景提出的半表半里概念是指病的深浅，很显然不是指足少阳胆经或某一脏腑经络。再参看《伤寒论》第97条更能清楚："血弱、气尽、腠理开，邪气因入，与正气相搏，结于胁下，正邪分争，往来寒热，休作有时，嘿嘿不欲饮食，脏腑相连，其痛必下，邪高痛下，故使呕也，小柴胡汤主之。"是说用于少阳病的小柴胡汤方证，所处的半表半里是指胃肠之里和体表之外的广阔空间，有许多"脏腑相连"，非指一脏一腑。可知正是张仲景提出半表半里概念，才由八纲辨证发展为六经辨证。

现有各种版本皆存在"纲不系目"的问题，即在太阳病篇，不但有桂枝汤、麻黄汤等是治疗太阳病者，还有白虎汤、小柴胡汤、调胃承气汤、四逆汤等不是治疗太阳病者；又少阳病篇仅提一下小柴胡汤再无其他方药……即六经提纲皆与各篇方证不符。以八纲解六经，读仲景书就比较容易读懂，条理清晰，紧切临床，一些存在的问题迎刃而解。如用八纲解六经和方证，并进行方以类聚，基本明确了各方证于六经的归属，解决了"纲不系目"的问题。例如太阳病为 50 方证，少阴病为 16 方证，阳明病为 89 方证，太阴病为 81 方证，少阳病为 12 方证，厥阴病为 13 方证。而用这些方证又可反证各经病证的实质，体现纲举目张（见《解读张仲景医学》一书）。

20 世纪初，章太炎就指出：张仲景《伤寒论》不崇五行六气，《伤寒论》的六经不同于《内经》的六经，引起不少学者重视。如《伤寒论》大家刘渡舟先生在晚年叹曰："我从'仲景本伊尹之法，伊尹本神农之经'两个'本'字中，悟出了中医是有学派之分的，张仲景乃是神农学派的传人。"著名中医学家岳美中先生说："重读张仲景的《伤寒论》《金匮要略》，见其察症候而罕言病理，出方剂而不言药性，准当前之象征，投药石以祛疾，直逼实验科学的堂奥……《伤寒论》所论六经与《内经》迥异，强合一起，只会越讲越糊涂，于读书临证毫无益处。"（见《岳美中医学文集》）。张志民教授在《伤寒论方运用法》中曾说："《伤寒论》是一部张仲景医案……对书中有疑义部分，宜在临床实践中求解答，不要牵强地用《灵枢》《素问》的有关论述来强作解释，反增迷惑。"可见，人们越来越认识到《伤寒论》与《内经》理论体系的不同。

总之，《伤寒论》的方证和内容主要来自《汤液经》，张仲景的《伤寒论》中的主要理论六经，来源于《汤液经》及古代阴阳学说的八纲理论。其它理论，如反映于方证中的气血、营卫、外邪（风寒暑湿燥火）、痰饮、水毒、瘀血等理论概念，亦主要来自《汤液经》，部分来自史前的医经。即经方《汤液经》是《伤寒论》的"祖祢"，医经包括《内经》不过是其"东邻"。但《伤寒论》的主要理论六经，不是原封照袭古代（易学、医经）的六经，而是张仲景根据《汤液经》中的方证所反映的八纲理论，总结前人方证经验，根据症状在

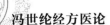

人体的反应特点，发现了不但有在表者、在里者，还有在半表半里者，即在八纲中又加入了半表半里理念，因而创建了六经辨证理论。中医自古学派多，《伤寒论》是众多学派之一支，学术有其特点，主因六经独具特点，因此，《伤寒论》的六经辨证是独特的辨证理论体系。

（原载于《中国医药学报》2006 年第 21 卷第 10 期）

第十一节　仲景书本与《内经》无关

　　第一次听胡希恕先生讲课，是 1966 年冬，其家住雍和宫东小平房，题目是《基于仲景著作的研究试谈辨证施治》。其主要内容发表于《北京中医学院学报》1980 年第 4 期。当其讲到"仲景书本与《内经》无关"一句话时，余感到最震惊，亦不甚理解。后经不断读胡老笔记，随着对其学术的了解渐渐深入，才逐渐理解其涵义，体悟此语的横空出世有划时代的意义。并感悟一代一代后学之中有越来越多的人认识到此语的分量！此正是胡希恕先生举起继承和弘扬经方的一面大旗！

一、学术背景

　　胡希恕先生提出"仲景书本与《内经》无关"是有其学术背景的。仲景书（后世改名为《伤寒论》）传世一千多年以来，后人尊张仲景为医圣，称《伤寒论》为圣典，一代一代人前仆后继问道《伤寒论》，却有很多人未能读懂《伤寒论》，原因何在呢？

　　其最主要原因即是中医界存在着误读的传统，正如李心机教授在《中国中医药报》撰文所说："尽管业内的人士都在说着《伤寒论》，但是未必都认真地读过和读懂《伤寒论》，这是因为《伤寒论》研究史上的误读传统！"误读传统是多方面的，其中最核心的问题是：张仲景据《内经》撰写了《伤寒论》；

《伤寒论》的六经，即《内经》的六经。

胡希恕先生师承于王祥徵。王祥徵讲《伤寒论》脱离脏腑理论，主以八纲释《伤寒论》，为胡希恕先生打下读懂《伤寒论》的主要基础。其后胡希恕先生经过多年临床并反复读《伤寒论》原文，又反复读《内经》，并参阅前贤及近代业内人士的考证、研究资料，渐渐体悟到：用《内经》的理论来解读仲景书，无论如何也解释不清、读不懂，原因在于仲景书的主要理论与《内经》的理论根本不同。因此，其率先提出："仲景书本与《内经》无关。"

二、"仲景书本与《内经》无关"的学术依据

1.《伤寒论序》不是张仲景所写

后世之所以认为张仲景是据《内经》撰写了《伤寒论》，主要依据流行于世的《伤寒论序》（又称《张仲景自序》或《张仲景原序》），但此序刊出后，就备受质疑，且越来越多的人辨清其伪。

听胡老第一次讲课就讲到"仲景书本与《内经》无关"，紧接着又讲："只以仲景序言（《伤寒论序》）中有'撰用《素问》《九卷》《八十一难》《阴阳大论》《胎胪药录》并《平脉辨证》'的文字，遂使注家大多走向附会《内经》的迷途，影响后世甚大。其实细按其序文，绝非出自一人手笔，历来识者亦多疑是晋人作伪，近世杨绍伊辨之尤精。"这里所举杨绍伊之辨，是指其1948年所著《伊尹汤液经》一书中《考次汤液经序》一篇，用大量篇幅考证了《伤寒论序》之伪。其中一段写道："知者以此篇序文，读其前半，韵虽不高而清，调虽不古而雅，非骈非散，的是建安。天布五行，与省疾问病二段，则笔调句律，节款声响，均属晋音，试以《伤寒例》中词句，滴血验之，即知其是一家骨肉……"《伤寒例》已明确是王叔和撰写，用亲子鉴定之法，有力说明后世见到的《伤寒论序》，根本不是张仲景所写。叶橘泉、钱超尘、李茂如等皆高度称赞杨绍伊的这一考证，并据《康平本伤寒论》排版格式，考证"天布五行……"二段亦为叔和加入，并考证台湾藏本《伤寒论》无《伤寒论序》。

这里亦可知，胡老所说"仲景书本与《内经》无关"有两重意思，一者，是说仲景书根本与《内经》无关系；二者，仲景书原本与《内经》无关，但自

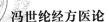

王叔和以《内经》的理论注释仲景书后，并撰次《伤寒论序》，造成后世认为仲景书来自《内经》，这是伪序造成的误读传统，必须要予以纠正。

《伤寒论序》主要内容是在说："张仲景据《内经》撰写了《伤寒论》。"今考证序为伪，这就明确了张仲景不是据《内经》撰写了《伤寒论》，自然亦在说仲景书与《内经》无关系。

2. 仲景书的六经与《内经》六经迥异

王叔和整理仲景遗著时，以《内经》释仲景书，其中最重要的学术观点，其认为仲景书的六经即《内经》的六经，亦是后世质疑集中之点。对此胡老多次讲到："中医的发展原是先针灸而后汤液，以经络名病习惯已久，《伤寒论》沿用以分篇，本不足怪，全书始终贯串着八纲辨证精神，大旨可见。惜大多注家执定经络名称不放，附会《内经》诸说，故始终弄不清辨证施治的规律体系，更谈不到透视其精神实质了。其实六经即是八纲，经络名称本来可废，不过本著是通过仲景书的阐明，为便于读者对照研究，因并存之。"这一论述，是在前贤大量的考证基础上得出的。如章太炎（1936 年）指出："《伤寒论》的六经不同于《内经》之十二经脉之含义……王叔和对《伤寒论》传经，强引《内经》一日传一经，误也，因仲景并无是言。山田正珍谓：盖《伤寒论》以六经言之，古来医家相传之说……仲景氏亦不得已而袭用其旧名，实则非经络之谓也。"钱超尘教授是参加《伤寒论》教材编审的教授之一，近撰文特别称赞章太炎这一观点（见于《中华中医药杂志》2017 年第 1 期）。喜多村直宽亦说："本经无六经字面，所谓三阴三阳，不过加以表里寒热虚实之义，固非脏腑经络相配之谓也。"陆渊雷指出："六经之名，其源甚古，而其意所指，递有不同，最初盖指经络……本论（《伤寒论》）六经之名，譬犹人之姓名，不可以表示其人之行为品性。"岳美中更明确指出："《伤寒论》所论六经与《内经》迥异，强合一起只会越讲越糊涂，于读书临证毫无益处。"

诸多考证确证凿凿，说明仲景书的六经与《内经》的六经无关。胡老论中说："始终弄不清辨证施治的规律体系。"意在说仲景书的辨证施治理论体系，是与《内经》的辨证施治体系不同的，《伤寒论》的六经，是自成理论体系的六经，与《内经》的六经无关。

3. 仲景书的"伤寒"与《内经》的"伤寒"概念根本不同

伤寒两字在《内经》和《伤寒论》皆多次出现，若仔细读两书，再结合临床，就不难发现，两者的思维理念有根本性的不同。

仲景书的伤寒理念，是症状反应证名，是在表的阳证，即《伤寒论》第 3 条："太阳病，或已发热、或未发热，必恶寒、体疼痛、呕逆、脉阴阳俱紧者，名为伤寒。"而《内经》的伤寒理念，是病因病名，即《素问·热论》："今夫热病者，皆伤寒之类也。"

这里还要指出，《内经》的伤寒本身又有广义和狭义不同。陈亦人在《伤寒论释译》中曾说："伤寒学家大多强调《伤寒论》所论是广义伤寒，主要根据是《素问·热论》：今夫热病者，皆伤寒之类也。"狭义伤寒概念出自《难经》："伤寒有五，有中风，有伤寒，有湿温，有热病，有温病。"无论是广义和狭义伤寒的概念都不同于仲景书！

最突出的是，王叔和、成无己在《伤寒论》开头的前 3 条，把"中风"释为"中于风"，把"伤寒"释为"伤于寒"，远离了经方思维理念。胡希恕在注释前 3 条时说："中风与伤寒为太阳病的两大类型，前者由于汗出则敏于恶风，因名之为中风；后者由于无汗则不恶风，或少恶风，但重于恶寒，因名之为伤寒。曰风，曰寒，即风邪、寒邪之意，此亦古人以现象当本质的误解。""以现象当本质的误解"即指把仲景书的中风释为"中于风"，中于风邪；把伤寒释为"伤于寒"，伤于寒邪。即仲景书原本是症状之证名，而后世注解为病因之病名。造成"以现象当本质的误解"，是因仲景书的伤寒与《内经》的伤寒，名同概念不同，以《内经》的伤寒注释仲景书，造成概念混乱。更严重的是，西晋王叔和把仲景书改名为《伤寒论》，以《内经》的伤寒，附会仲景书的伤寒造成思维混乱！导致读不懂《伤寒论》。

4. 仲景书的脉诊与《内经》脉诊不同

胡希恕先生仔细分析《伤寒论》和《金匮要略》的内容，总结出经方脉诊专著，明确脉诊理论、各脉象的概念，认为仲景书的脉诊是经方特有概念，主要是六经、八纲理论，而无经络脏腑概念，与王叔和的《脉经》及李时珍的《濒湖脉学》不同。胡老通过对比研究总结指出："诊脉原有《内经》《难经》

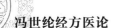

二法,《内经》讲的是遍诊法,《难经》则独取寸口,前法不行已久。"即是说,仲景书的脉诊不同于《内经》的脉诊。从诊脉部位上看,同于《难经》独取寸口,但后世配属了脏腑概念,而仲景书的脉诊不配属脏腑,只用八纲理念,《金匮要略·胸痹心痛短气病脉证治》的第1条"夫脉当取太过不及",标明仲景脉诊主用八纲。

仲景书的脉诊不同于医经的脉诊,最典型的莫过于促脉,后世注家把《伤寒论》中的促脉,用王叔和的《脉经》牵强附会地加以解释,闹出不少笑话。胡老把有关内容做了剖析,指出:"《脉经》谓促为数中一止,后世论者虽有异议,但仍以促为数极,亦非。《伤寒论》中论促共有四条,如《伤寒论》第349条:'伤寒脉促,手足厥逆,可灸之。'此为外邪里寒,故应之促(寸脉浮以应外邪,关以下沉以应里寒),灸之,亦先救里而后救表之意;又如《伤寒论》第21条:'太阳病下之后,脉促胸满者,桂枝去芍药汤主之。'太阳病下之后,其气上冲者,可与桂枝汤,今胸满亦气上冲的为候,但由下伤中气,虽气冲胸满,而腹气已虚,故脉应之促,芍药非腹虚所宜,故去之。又如《伤寒论》第34条:'太阳病,桂枝证,医反下之,利遂不止,脉促者,表未解也,喘而汗出者,葛根黄芩黄连汤主之。'于此明文提出促脉为表未解,其为寸脉浮又何疑之有?关以下沉,正是下利不止之应。又如《伤寒论》第140条:'太阳病下之,其脉促,不结胸者,此为欲解也。'结胸证则寸脉浮、关脉沉,即促之象,今误下太阳病,虽脉促,但未结胸,又无别证,亦足表明表邪还不了了而已,故谓为欲解也。由于以上所论,促为寸脉独浮之象甚明。"

总之,仲景书所论脉诊内容皆为八纲,无脏腑内容,显示与《内经》是不同的辨证施治理论体系。

5. 仲景书的"阳"不同于《内经》的"阳"

《伤寒论》第46条:"太阳病,脉浮紧,无汗发热身痛,八九日不解,表证仍在,此当发其汗。服药已微除,其人发烦目瞑,剧者必衄,衄乃解,所以然者,阳气重故也,麻黄汤主之。"胡老注:"阳气,指津液言,其所以致衄,是因为日久不得汗出,则郁集体表的津液过重的关系。""阳气,指津液,注家谓为阳热之阳实误。"胡老所指"实误",是因后世注家以《内经》的阳气概念附会造成的误读传统。翻阅仲景书,有许多条文与此同类,如《伤寒论》第

27 条："太阳病，发热恶寒，热多寒少，脉微弱者，此无阳也。"如第 245 条："阳脉实，因发其汗，出多者亦为太过，太过者，为阳绝于里，亡津液，大便因硬也。"第 246 条："胃气生热，其阳则绝。"这些条文，显然用《内经》阴阳概念解释不通，表明仲景书中的阳、阳气是指津液，与《内经》的理念根本不同。

6. 仲景书与《内经》治病方式方法不同

胡老指出："中医治病，辨证而不辨病，故称这种治病的方法，谓为辨证施治，亦称辨证论治，我认为称辨证施治为妥。中医之所以辨证而不辨病，这与它的发展历史分不开的，因为中医的发展远在数千年前的古代，当时既没有进步科学作为依据，又没有精良器械的利用，故势不可能如西医面向病变的实质和致病的因素以求诊断和治疗，而只能凭借人们的自然官能，于患病机体的症状反应上，探索治病的方法。"即仲景书辨证施治依据症状反应，与《内经》明显不同。《内经》治病方式方法，主要为审因论治。用《内经》的治病方式方法注释仲景书，造成对《伤寒论》原文认识错误！如《伤寒论》第 2 条："太阳病，发热、汗出、恶风、脉缓者，名为中风。"仲景书本为症状反应证名，而依《内经》辨证为中于风，成为病因病名。辨证的不同，造成治疗不同，仲景书桂枝汤本是治疗发热、汗出、恶风的表阳证，是治疗天行热病、急性热病，而依《内经》辨证为中于风，只能散风寒，不能用于有热病例。又如《伤寒论》第 320 条："少阴病，得之二三日，口燥咽干者，急下之，宜大承气汤。"仲景书原义，少阴病是症状反应证名，是在表的阴证，出现二三日见口燥咽干，是说传变迅速，变为阳明里实热证呈大承气汤方证，辨证为里实热证，故用大承气汤治之。而依《内经》辨证，认为少阴病是心肾病，口燥咽干是心肾阴虚，辨证是里虚，显然是错误的。治之当补心肾，但原文是大承气汤，显然不是补而是攻下，为了自圆其说，故不得已牵强附会说"急下存阴"。但临床遇此证，用大承气者鲜矣！由治病的方式方法不同，说明仲景书本与《内经》无关。

7. 仲景书与《内经》的主要理论不同

中医自古即有两大理论体系，此记载于史书，如《汉书·艺文志》（公元

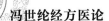

前24年～公元206年）做了精当记载："经方者，本草石之寒温，量疾病之浅深，假药味之滋，因气感之宜，辨五苦六辛，致水火之齐，以通闭解结，反之于平。及失其宜者，以热益热，以寒增寒，精气内伤，不见于外，是所独失也。""医经者，原人血脉、经络、骨髓、阴阳表里，以起百病之本，死生之分；而用度针、石、汤、火所施，调百药齐和之所宜。"明确记载经方、仲景书主要理论是八纲，而《内经》主要理论是经络脏腑，是明显不同的两大理论体系。由于误读传统的影响，认为张仲景据《内经》撰写了《伤寒论》，误认为《伤寒论》的六经即《内经》的六经，则误认为《伤寒论》的主要理论来自《内经》，进一步导致大家认为经方只是方剂、方药无理论，"到汉代张仲景把《内经》的理论指导用经方，才使经方有了理论"这一错误思维，是未认清仲景书的理论实质。要知，经方仲景书在上古神农时代就有理论，就用辨证施治，即用八纲辨证，初用单味药（单方证）治病即用八纲，所谓方证对应即是八纲对应，发展至复方方证也是用八纲，治愈疾病也是八纲对应。到了汉代，由于用方证治病经验的积累，八纲辨证发展为六经辨证。千余年来用《内经》的理论解释《伤寒论》，始终读不懂《伤寒论》，惨痛的经验教训，亦说明了仲景书与《内经》的理论不同。

综上所述，胡希恕先生提出仲景书本与《内经》无关，有充沛依据。以上只是对比仲景书与《内经》的部分内容，仔细对比尚有许多，如仲景书的温疟与《内经》的温疟，病名相同而实际概念不同；又仲景书有半表半里病位概念，而《内经》却找不到……种种依据都在说明，仲景书的主要内容、主要理论与《内经》无关。

三、学术意义

"仲景书本与《内经》无关"，是中医界的醒世之语，有划时代的意义。这一醒世恒言，展示了胡老的学术自信！

此语旨在明确标明仲景书是原创思维理论体系，与《内经》从根本上是不同的医学理论体系！标明了中医有两大理论体系！此语是胡希恕先生研究仲景医学最突出的科研成果之一！是经方发展史上的里程碑式的科研成果！

"仲景书本与《内经》无关"，是读懂《伤寒论》的指路明灯！这是胡希恕先生举起学习经方、引领经方学术发展的一面大旗！让我们接过这面大旗，为继承和弘扬经方事业而努力！

（原载于《中医药通报》2018 年 6 月第 17 卷第 3 期）

第十二节 《汤液经》是《伤寒论》蓝本

"中医理论都来自《内经》""张仲景据《内经》撰成了《伤寒论》""张仲景创造了中医辨证论治"，有不少人这样认为，这种说法是值得探讨的。

在神农时代，我们的祖先，根据人患病后出现的症状，用对应的药物治疗，先是积累了单味药治病的经验，于是集成了《神农本草经》。后来通过临床实践逐渐认识到，有些病需要二味、三味……组成复方方剂治疗，于是积累了用什么方，治疗什么证，即方证经验，以是集成了《汤液经》。故章太炎谓："夫商周间既以药治病，则必先区其品为本草，后和其齐（剂）为经方。"即《神农本草经》标志了经方的起源，《汤液经》标志了经方的发展。认识《汤液经》是认识经方、《伤寒论》的关键。

《汉书·艺文志·方技略》有"《汤液经》三十二卷"记载，属经方十一家之一。证明汉前确有《汤液经》一书，并简述了经方医学特点："经方者，本草石之寒温，量疾病之浅深，假药味之滋，因气感之宜，辨五苦六辛，致水火之齐，以通闭解结，反之于平；及失其宜者，以热益热，以寒增寒，精气内伤，不见于外，是所独失也。"即说明，经方的复方也是用药物的寒热温凉，治疗疾病的寒热虚实，并根据疾病症状反映在表还是在里的不同，治用不同的方法，使人体阴阳平衡。这里的基本理论用八纲，是与《神农本草经》一脉相承的。不过对该书的著成、年代、作者，至今亦无定论，但章太炎的考证有着重要价值："神农无文字，其始作本草者，当在商周间。皇甫谧谓：'伊尹始作《汤液》。'或非诬也。"是说《汤液经》的成书在《神农本草经》后，但相差无几，有人认为《汤液经》便可能是《神农本草经》一书，此论有待考证。

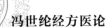

由《神农本草经》到《汤液经》，反映了经方方证积累的漫长历史过程，《汤液经》标志经方发展到了一定水平。丰富的方证积累，影响着医药学发展，亦影响到政治、文化等，"方法"一词出现与之不无关系。这种以八纲指导的方证相应治病，对后世影响很深，甚者作为"秘方""对病真方"保存、相传。后世虽因以《内经》释《伤寒论》致六经实质不清，但有不少人因熟记了各方剂的适应证，也能用几个经方治病，这样不用经方理论亦称为"经方家"；而吉益东洞称不用阴阳五行，只强调"方证对应"也呈经方一派称著于日本。不过应当指出的是，吉益东洞所称的"方证对应"中，不用五行是事实，但并未离八纲，他所讲解的"药征"亦未离八纲、更未离阴阳。说明方证的积累，是用八纲治病的经验总结，是经方医学的最大特点之一。

《汤液经》原书已轶失，现由两方面的考证可洞观其内容，一是见于马继兴等《敦煌古医籍考释·辅行诀脏腑用药法要》，记载60个方证，在《伤寒论》可找到相类方证。二是参见杨绍伊的考证之作《伊尹汤液经》。两者皆力主《伤寒论》是由张仲景论广《汤液经》而来。20世纪30年代，杨绍伊更以文字考证，认为《伤寒论》的原文大部出自《汤液经》，他以"张仲景论广汤液为十数卷"为据，认为《汤液经》出自殷商，原文在东汉岿然独存，张仲景据此论广，故原文一字无遗存在于《伤寒论》中。又分析《伤寒论》条文，据"与商书商颂形貌即相近，其方质廉厉之气比东汉之逸靡、西京之宏肆、秦书之谯谯、周书之谔谔"，分辨出《汤液经》原文、张仲景论广条文及遗论，因撰成《伊尹汤液经》一书。这种考证，且不论是否确切，但明确提示了：第一，《汤液经》确实存在于汉前，商周已有积累，众多方证皆以八纲为理论，病位分表里，病性分阴阳。应当说明的是，与《神农本草经》一样，不是一朝、一代、一个人所完成，托名《伊尹汤液经》只是标志时代背景而已。第二，《伤寒论》主要内容来自《汤液经》，张仲景是由《汤液经》论广而成。第三，从张仲景论广条文中，看到了张仲景对经方的发展。

"论广"二字非常珍贵，是认识经方、解读《伤寒论》的关键词。皇甫谧出生时张仲景尚在世，可以说是对张仲景最了解者，其在《针灸甲乙经序》云："伊尹以元圣之才，撰用《神农本草》以为《汤液》，汉张仲景论广《汤液》为十数卷，用之多验。"对于"论广"，胡希恕先生讲得最精炼："谓为论广者，当不外以其个人的学识经验，于原书外或亦有博采增益之处。"而杨绍伊论述精详："据士安言，则仲景前尚有任圣创作之《汤液经》。仲景书本为《广汤液论》，乃就《汤液经》而论广之者。《汤液经》初无十数卷，仲景广之为十数卷，故云'论广《汤液》为十数卷'，非全十数卷尽出其手也。兹再即士安语而详之，夫仲景书，既称为论广《汤液》，是其所作，必为本平生经验，就任圣原经，依其篇节，广其未尽；据其义法，著其变通。所论广者，必即以之附于伊经各条之后。必非自为统纪，别立科门，而各自成书。以各自为书，非惟不得云'广'，且亦难见则柯，势又必将全经义法，重为敷说。而仲景书中，从未见称引一语，知是就《汤液经》而广附之者。"不用"撰"字，而用"论广"，反映了经方、《伤寒论》发展史实。这里不得不说一下，《伤寒论原序》用了"撰用"二字，不过，经杨绍伊先生、钱超尘先生、李茂茹先生等考证证实"撰用《素问》《九卷》《八十一难》《阴阳大论》《胎胪药录》并《平脉辨证》"23 字为王叔和加入。进一步证实了《伤寒论》主要内容来自《汤液经》，张仲景是"论广"，而并不是据"当时流行病、传染病、伤寒病"、家族多患"伤寒"而死，于是"渴而掘井，斗而铸锥"，一个人由无到有而写成。一些史籍记载更是佐证，如"赵开美《仲景全书》所收《伤寒论》，对该书作者题曰：汉张仲景述；南宋赵希弁《郡斋读书后志》卷二沿其说：仲景伤寒论十卷，汉张仲景述；明著名藏书家及刻书家毛氏《汲古阁毛氏藏书目录》亦云：仲景伤寒论十卷，汉张仲景述"。说明《伤寒论》的主要内容，在张仲景前多已存在，并不是一人由无到有而撰成。皇甫谧谓"论广汤液"，是张仲景撰成《伤寒论》的主要方式、方法。《汤液经》是经方医学发展的重要阶段，是由单方发展至复方，并形成方证积累的著作，它不但标志了方证的发展，而且是《伤寒论》的唯一蓝本。

确认《汤液经》是《伤寒论》的蓝本，意义非常重大。一是说明了《伤寒论》不是由张仲景一人据《内经》撰成；二是由《神农本草经》到《汤液经》一脉相承的不仅仅是方药、方证，更重要的是八纲辨证理论，是经方自成体系的理论。经方发展至《汤液经》，由于方证积累的丰富、临床实践经验不断丰富，促进了八纲辨证的发展，孕育着六经辨证论治体系的形成。

（原载于《中国中医药报》2008 年 7 月 30 日第 004 版"学术与临床"）

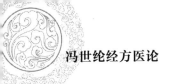

第十三节 《马王堆汉墓帛书》与《伤寒论》和《内经》

长期以来，一些人认为《内经》是我国最早的医书，因此认为张仲景是根据《内经》撰写了《伤寒论》。近来有不少国内外学者对此抱有质疑，但因证据不多至今未能改变这种观点。《马王堆汉墓帛书》（以下简称《帛书》）的出土，给了人们考证的机会，今提出一点不成熟的看法，以供同道参考。

一、从《帛书》的成书年代看

不论从字体和内容来看，《帛书》的产生不晚于秦汉之际，当早于《内经》纂成时期。在《帛书》中有不少与《内经》相同的内容，如《足臂十一脉灸经》《阴阳十一脉灸经》全文和体例接近《内经·经脉篇》；竹简《十问》中有"黄帝问曰"等字样。因此张仲景有可能继承于《内经》，更有可能继承于《帛书》或与《帛书》同期的医书。

二、从治痉的方法看

痉病是以肌肉痉挛为主的疾病，根据发作的部位、症状特点可称为瘛疭、拘挛、拘急、婴儿索痉、婴儿病间等。《帛书》和《伤寒论》都有这些类似的称呼。《帛书·五十二病方》所记"伤痉"（30～33行、34～36行、41～42行、43～44行），"婴儿索痉"一处（45～47行），"婴儿病间"一处（48～50行），"婴儿瘛"一处（51～55行）。

其治疗方法有：

1.热熨发汗："痉者，伤，风入伤……熬盐令黄……以熨头……汗出多，

能讼（屈）信（伸）。"（30～33 行）"索痉者……取封殖土……盐一合挠而蒸，以通熨直胄挛筋所。"（45～47 行）

2. 服药发汗："伤痉者，择薤一把，以敦（淳）酒半斗（煮）沸，饮之，即温衣陕（夹）坐四旁，汗出到足。"（43 行）

3. 攻下："伤而痉者，以水财煮李实……寒和，以饮病者。"（34 行）

4. 吃犬肉合酒："伤而痉者，小尊刂一犬，瀡薛半斗……即有痉者，冶。以三指一撮，和以温酒一杯，饮之。"（41～42 行）

5. 外用清热解毒："冶黄芩、甘草相半，即以猪膏财足以煎之。煎之沸，即以布捉之，抒其汁，口傅口。"（44 行）

6. 药浴："婴儿病间方，取雷尾三颗，冶，以猪膏煎和之……以浴之。"（48～50 行）

7. 祝由：（52～55 行）。

《伤寒论》论述痉病的成因有：

第 6 条："太阳病……若被火者，微发黄色，剧则如惊痫，时瘈疭。"

第 29 条："伤寒脉浮，自汗出，小便数，心烦，微恶寒，脚挛急，反与桂枝欲攻其表，此误也，得之便厥。若火熏之，一逆尚引日，再逆促命期。"

第 30 条："问曰：按法治之而增剧，厥逆咽中干，两胫拘急而谵语……因加附子参其间，增桂令汗出，附子温经，亡阳故也。"

第 86 条："疮家，虽身疼痛，不可发汗，汗出则痉。"

第 116 条："微数之脉，慎不可灸，因火为邪则为烦逆，追虚逐实，血散脉中，火气虽微，内攻有力，焦伤筋骨，血难复也。"

《伤寒论痉湿暍病》专篇论述痉病的成因有：

第 4 条："太阳病，发汗太多，因致痉。"

第 5 条："夫风病，下之则痉，复发汗，必拘急。"

第 10 条："痉病有灸疮难治。"

关于痉病的治疗，《伤寒论痉湿暍病》篇有如下几条：

第 11 条："太阳病，其证备，身体强，几几然，脉反沉迟，此为痉，栝楼桂枝汤主之。"

第 12 条："太阳病，无汗而小便反少，气上冲胸，口噤不能语，欲作刚痉，葛根汤主之。"

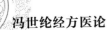

第13条："痉为病，胸满口噤，卧不着席，脚挛急，必龂齿，可与大承气汤。"

比较可以看出，两书都用了汗法和攻下法治疗痉病。但《伤寒论》已不用祝由、蒸熨等强行发汗法，尤其是用汗法治疗时，强调了辨证论治，分为刚痉和柔痉，并注意生津法。

《帛书》对痉病的形成，只提到了"伤，风入伤"，局限于受外伤后的风入伤（破伤风）；至于诸伤的症状，未曾说明，只有药方。而《伤寒论》则把各种原因造成的痉病详细论述，得出不论何种痉病，其成因多是人体津液被热（火）邪所伤，或发汗太多，或攻下伤津，致使肌筋失去津液濡养，从而出现拘挛，甚则噤口龂齿、卧不着席、角弓反张等；治疗采用清热生津的原则，表实用葛根汤，表虚则用栝楼桂枝汤，里热用大承气汤，无邪里虚用芍药甘草汤等，处处维护津液，以使筋肌得养，痉挛自止。

由此可看出《伤寒论》与《帛书》时代的医学有着一定联系，从中既可看到对前人的继承，还可看到对治疗痉病不得法的批判。如"脚挛急，反与桂枝欲攻其表，此误也"；"太阳病，发汗太多，因致痉"；"疮家，虽身疼痛，不可发汗，汗出则痉"；"若火熏之，一逆尚引日，再逆促命期"；"按法治之而增剧，厥逆，咽中干，两胫拘急而谵语"等。说明秦汉时期的一些治疗方法如大发汗，用灸、熏、熨等强行发汗是不正确的，其主要错误是没注意维护津液，从而造成痉病的发生或使痉病加重。这也可能是《伤寒论》没有用热熨发汗治痉的原因。从《帛书》有《足臂十一脉灸经》可知当时盛行灸法，而不正确的灸法可造成痉病的发生，或加重病情，在《伤寒论》里则可看到对这些不正确治疗方法的批判或引为教训，如"若被火者，微发黄色，剧则如惊痫，时瘈疭""微数之脉，慎不可灸""痉病有灸疮难治"等。

三、从所用方药看

《伤寒论》中的风引汤与《帛书》诸伤方第一方药有近似之处，其理由为如下几点。

1.诸伤中第一个方子组成：能辨清的只有四味，即草、桂、姜、椒。"膏"不知是猪膏还是石膏，因方后说明是"日一饮"，并加酒服，可知本方不是用于外伤后止痛、止血，而是治受外伤后出现的寒热、痉挛等，因此应是石膏的可能性大。辨不清的 20 个空格说明还有其它药味，而风引汤除了有甘草、桂枝、干姜与该方相同外，还有大黄、龙骨、牡蛎、滑石、赤石脂、白石脂、紫石英、寒水石、石膏等，如果诸伤方中的"口膏"为石膏，那么两方则有 4 味药相同，其他八味药恰是 20 个字填 20 个空格，所不同的是没有用椒。

2. 风引汤的适应证为："治大人风引，少小惊痫瘛疭，日数十发，医所不疗，除热方。"此为诸伤易出现的症状。

3. 风引汤方后说明"取三指撮"，这在《帛书》的方后说明中也多次出现。

以上说明，风引汤与《帛书》诸伤方的第一方药相似，说明可能是由该方变化而来，或是《帛书》同期行之有效的方子。

其他用药如用冬葵子治疗小便不利，乌头祛寒止痛，烧裈散治疗体虚热性病等，都说明《伤寒论》沿用了《帛书》的用药经验，而《内经》没有这些相似的方法和方药，从而证明《伤寒论》与《帛书》有亲缘关系。

四、从史书记载看

《汉书艺文志·方技略》记有"经方十一家"，其中有"汤液经三十二卷"，可惜书失传。但晋·皇甫谧在《针灸甲乙经序》中说："伊尹以亚圣之才，撰用神农本草以为汤液……仲景论广伊尹汤液为数十卷，用之多验。"这提示张仲景的《伤寒论》主要取法于伊尹汤液经。《敦煌古医籍考释·辅行诀脏腑用药法要》更肯定了这一点："汉晋以远，诸名医辈，张机、卫讯、华元化、吴普、皇甫玄晏……皆当代名贤，咸师式《汤液经》……外感天行，经方之活，有二旦、六神、大小等汤，昔南阳张机依此诸方撰为《伤寒论》一部，疗治明悉，后学咸尊奉之。"又据张仲景的治学方法是"勤求古训，博采众方"，说明其除了继承了《汤液经》外，还参考了当时许多经方书，也包括《帛书》在内的医书，从而写成了《伤寒论》。从其内容及体例看，本书仍属于经方体系。《内经》在《汉书艺文志·方技略》被列为医经，《帛书》所载既有医经内容，又有经方内容，因此《伤寒论》与《帛书》亲缘远比《内经》要近。

从以上四点可以看出，《帛书》与《伤寒论》有着一定联系，这种联系不

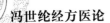

是说张仲景是根据《帛书》写成了《伤寒论》或《伤寒论》是由《帛书》发展
而来的，而是说在秦汉时代已出现了许多医经、经方医书，张仲景所处的时代
是能看到这些医经和经方医书的，并有机会继承这些医书。"各承家技"也说
明当时医学派别是很多的，医书也是很多的，绝不是只有《内经》一家。至于
要吸取哪些内容，要取决于张仲景和当时医学实践的发展。张仲景通过医疗实
践，把一些用之有效的方法、方药记载下来，加以改进（或在《汤液经》已经
进行改进？）；而对一些不正确的治法方药，如熏蒸、热熨强迫出汗、祝由等，
则予以剔除。从《伤寒论》的内容看，它是治疗外感和内伤诸多疾病的医书，
不仅有众多有效的方药，而且有严谨、科学的理论体系，这是《内经》所不能
完全具备的（或说不是一个体系）。因此，那种认为"《伤寒论》是在《内经》
基础上发展而来"及"是根据《内经》写成"的推论，值得重新推定。

（原载于《国医论坛》1991 年第 2 期）

第十四节 杨绍伊研究经方成绩斐然

　　杨绍伊所著《伊尹汤液经》不论是对中医文化，还是对中医学术皆有深刻
影响，其中《考次汤液经序》是篇典雅的古文，用别开生面的方式研究仲景医
学。该书发行量很少，已很难寻觅，今有幸借钱超尘老师珍藏一睹为快，深感
弥足珍贵。读其书似感杨绍伊先生在清晰地讲述着经方形成过程，能看到经方
发展历史。

　　值得称赞者，是以特有文学知识考证《伤寒论》原序的真伪，其以"的
是建安""均是晋音"，用"滴血验之"方法，证实"撰用《素问》《九卷》
《八十一难》《阴阳大论》《胎胪药录》并《平脉辨证》"23 字为王叔和加入，
为经方学术研究提供了宝贵的考证资料。

　　值得商讨者，杨绍伊以"张仲景论广汤液为十数卷"为据，认为《伊尹汤

液经》出自殷商，原文在东汉岿然独存，张仲景据此论广，故原文一字无遗存在于《伤寒论》中。又分析《伤寒论》条文，据"与商书商颂形貌即相近，其方质廉厉之气比东汉之逸靡、西京之宏肆、秦书之谯谯、周书之谔谔"证之，把条文分成：伊尹汤液经原文、仲景论广、仲景遗论三类，即其所撰《伊尹汤液经》一书。书中凡认为属《汤液经》原文者顶格写，凡属仲景论广者，低格写，凡属仲景遗论（由其弟子整理加入）者，低两格写，即本书的特点。书中值得称赞者极多，今只就有关病位和六经的资料分析之。

六经提纲是仲景所集成杨绍伊在卷一全篇，展示商代已存在的六经（三阳三阴），主要内容提要如下：

太阳病证属《汤液经》原文者 12 条，仲景论广者 2 条，遗论者 5 条。

阳明病证属《汤液经》原文者 16 条，仲景论广者 4 条，遗论者 10 条。

少阳病证属《汤液经》原文者 3 条，仲景论广者 5 条，遗论者 1 条。

太阴病证属《汤液经》原文者 2 条，仲景论广者 2 条，遗论者 1 条。

少阴病证属《汤液经》原文者 17 条，仲景论广者 16 条，遗论者 9 条。

厥阴病证属《汤液经》原文者 2 条，仲景论广者 2 条，遗论者 1 条。

从杨绍伊所撰《伊尹汤液经》卷一看，三阴三阳六经在商代已存在，《汤液经》原有其名称及内容，但是没有现代所熟悉的六经提纲，即"太阳之为病，脉浮，头项强痛而恶寒""阳明之为病……"这六个提纲在《伊尹汤液经》列于每经内容最后，且低两格写，更引人注目的是，在厥阴病条上有"师曰"二字，以说明此是仲景弟子整理加入，六经提纲是仲景在其晚年才高度概括的理论，说明张仲景结合临床不断论广、总结、完善经方理论，把六经提纲置于首条，撰成《伤寒卒病论》，几代人付出了艰辛地努力。从而看出，杨绍伊以经学研究经方成绩斐然。

杨绍伊在其首卷，展示了有关病位理念和主方表，该书卷首一段记载至关重要："叔和撰次既明，《汤液经》书即出，析而观之，《汤液经》文辞质实，记序简显，发语霜临，行气风迈，殷商文格，此属一家，全经百七十九条。而汗吐下利温之诸法具详，主方二十有二……叔和撰次，其书实不可废，盖因其撰次，然后《汤液经》一表二里之法以明。所谓一表太阳是也，二里阳明少阴是也，《汤液经》虽分六经属病，实止一表二里三门……"原《汤液经》的病

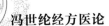

位只有表、里，而没有半表半里，这是探明《伤寒卒病论》以前的六经和《伤寒卒病论》中的六经实质的关键。卷首和主方给了我们宝贵提示，使我们看到了经方发展的过程。

其一，《汤液经》无半表半里理念：仲景以前的《汤液经》书中病位概念，只有表、里理念，无半表半里理念，治疗所用方法只有汗、下、吐、利、温，而无和法。这一点又确证于史书的记载，如《汉书·艺文志·方技略》记有："经方者，本草石之寒温，量疾病之浅深，假药味之滋，因气感之宜，辨五苦六辛，致水火之齐，以通闭解结，反之于平。及失其宜者，以热益热，以寒增寒，精气内伤，不见于外，是所独失也。"说明东汉以前的经方医学，以八纲辨证，其中病位概念只有表里（浅深、内外），而没有半表半里概念，《汤液经》成书于东汉前，故也没有半表半里概念，治疗大法无和法。这说明杨氏以经学考证经方符合当时的现实，其总结、考证是很客观的。

其二，仲景加入了半表半里理念：从杨氏所撰《伊尹汤液经》书中，可以清晰地看到，仲景创建半表半里理念的证据。如卷二有关小柴胡汤的论述，杨氏把小柴胡汤写于卷二病可发汗篇，前有"太阳中风，往来寒热，五六日以后胸胁苦满，嘿嘿不欲饮食，烦心喜呕，或胸中烦而不呕，或渴，或腹中痛，或胁下痞坚，或心中悸，小便不利，或不渴，外有微热，或咳者，属小柴胡汤。伤寒中风有柴胡证，但见一证便是，不必悉具也""阳明病，胁下坚满，不大便而呕，舌上胎者，可以小柴胡汤，上焦得通，津液得下，胃气因和，身濈然汗出而解"，皆顶格写，列为《汤液经》原文，其下"伤寒五六日，头汗出，微恶寒，手足冷，心下满，口不欲食，大便坚，其脉细，此为阳微结，必有表复有里，沉亦为病在里，汗出为阳微结，假令纯阴结，不得有外证，悉入在于里，此为半在外半在里，脉虽沉紧，不得为少阴，所以然者，阴不得有汗，今头大汗出，故知非少阴也，可与小柴胡汤，设不了了者，得屎而解"，低格写，列为仲景论广。

（原载于《中国中医药报》2007 年 9 月 3 日第 005 版"学术"）

第十五节　正确认识《伤寒论》的理论

刘渡舟老师曾说:"我从'仲景本伊尹之法、伊尹本神农之经'两个'本'字悟出了中医是有学派之分的,张仲景乃是神农学派的传人。"明确指出了《伤寒论》的理论属神农、经方体系,可惜由于诸多原因,许多人至今尚不明确《伤寒论》的理论,认识《伤寒论》,先要正本清源和正确读原文。

一、正本:《伤寒论》原序中"撰用《素问》《九卷》……"等内容不是张仲景所写

古今对《伤寒论》争论不休的主要原因是不能正本清源,如对《伤寒论》六经的看法有四十多个观点,但其共同点是:认为《伤寒论》的六经是由《内经·素问·热论》发展而来,用脏腑经络牵强附会,当然不能明了六经实质。其中《伤寒论》原序起了重大地误导作用,因序中有"撰用《素问》《九卷》《八十一难》《阴阳大论》《胎胪药录》并《平脉辨证》为《伤寒论》"之句,误导"《伤寒论》的主要理论来自于《内经》《难经》《阴阳大论》",这样曲解《伤寒论》,当然读不懂《伤寒论》,正如李心机教授所述:"尽管业内的人士都在说《伤寒论》,但是未必都认真地读过和读懂《伤寒论》,这是因为《伤寒论》研究史上的误读传统。"

20世纪30年代杨绍伊的考证资料及近年来胡希恕、钱超尘、李茂如等专家的考证资料已有力说明,《伤寒论》原序中有"撰用《素问》《九卷》……"等内容不是张仲景所写,这启示我们,必须重新审视《伤寒论》的理论渊源。同时一些翔实的史料亦启示我们,《伤寒论》有着自己的理论体系,如生于张仲景同期的皇甫谧,在《甲乙经·序》谓:"伊尹以元圣之才,撰用《神农本草经》以为《汤液》,汉张仲景论广汤液为十数卷,用之多验。"告诉了我们《伤寒论》与《神农本草经》《汤液经》一脉相承,更重要的是,《伤寒论》不

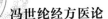

是根据《内经》撰写而成。

二、清源：张仲景所撰之书并不是从无到有，而是在《汤液经》基础上整理、补充而成，方证起源于神农时代

值得注意的是，皇甫谧谓"汉张仲景论广汤液为十数卷"这里说明了两个问题，一是仲景书的写作方法是"论广"，对此杨绍伊有精辟地说明："据士安言，则仲景前尚有任圣（伊尹）创作之《汤液经》。仲景书本为《广汤液论》，乃就《汤液经》而论广之者。《汤液经》初无十数卷，仲景广之为十数卷，故云论广汤液为十数卷，非全十数卷尽出其手也。兹再即士安语而详之，夫仲景书，既称为论广汤液，是其所作，必为本平生经验，就任圣原经，依其篇节，广其未尽；据其义法，著其变通。所论广者，必即以之附于伊经各条之后。必非自为统纪，别立科门，而各自成书。以各自为书，非惟不得云广。"张仲景所撰之书并不是从无到有，而是在《汤液经》基础上整理、补充而成。二是《汤液经》《神农本草经》是古代方证的集成，是集治疗急性病、传染病、慢性病、常见病的总结，并不是以专治所谓传染病、热性病的"伤寒"起家，更不是因张仲景遇东汉传染病流行、家族多死于"伤寒"才奋而学医、著而成书，可见张仲景在世时不会将其著作称为《伤寒论》或《伤寒论》，把仲景书称《伤寒论》亦起了误导作用。

杨绍伊从文字学考证：《伤寒论》是张仲景论广《汤液经》而成，并认为《汤液经》一字无遗地保留在《伤寒论》中，还证实了经方传承的重大特点，即"《汤液经》为方技家言，不通行民间。惟《汤液经》家授受相承，非执业此经者，不能得有其书；医师而异派者，无从得睹其书。汉世岐黄家言最盛，汤液经学最微，以是传者盖寡。尝谓医学之有农尹、岐黄二派，犹道学之有羲孔、黄老二派。岐黄之说，不如农尹之学之切实精纯；黄老之言，不及羲孔之道之本末一贯"。说明了其传承特点和学术理论特点，更说明经方为世人所知者少，同时更说明其学术、理论受其他学说干扰少，从而保持了其学术理论特点。皇甫谧《甲乙经序》谓："是仲景本伊尹之法，伊尹本神农之经。"说明《汤液经》《伤寒论》的方证，不论是单方方证还是复方方证，都与《神农本草经》有关系。即说明《伤寒论》的方证及理论起源于神农时代，其理论属经方体系。

三、正确读原文：《伤寒论》的六经不同于《内经》之十二经脉之含义

如果能正确读《伤寒论》原文，多能读懂仲景书，虽未辨"撰用《素问》"之伪，却明确指出《伤寒论》的六经不同于《内经》之十二经脉之含义，并批判王叔和强引《内经》一日传一经之说，主要功夫用在攻读《伤寒论》原文、分析全书内容而得出："因仲景并无是言。"

但《伤寒论》原文较为难读，不少人去求助于后世注解，本视为捷径，不料却被引入歧途，如看到太阳病，便认为是太阳经病；一看到少阴病，则认为是心病或肾病……从而认识不到《伤寒论》的理论。胡希恕先生不无感慨地指出："仲景书古文古奥，本来难读，向来读者又惑于叔和的伪序，大都戴上了《内经》的有色眼镜，因而不可能更客观地看待仲景书。"并指出：要读懂原文，首先系统分析读全书。以"始终理会"的态度读原文，即前后对照、联系地读原文，并联系临床读原文，绝不孤立读一条原文，如《伤寒论》第320条："少阴病，得之二三日，口燥咽干者，急下之，宜大承气汤。"解读本条，不但看少阴病提纲，即表阴证，同时看大承气汤的适应证，即阳明里实证，并联系临床读原文，因解读本条谓："少阴病，津血本虚，若传阳明，则燥结异常迅速。口燥咽干，已有热亢津枯之势，故急下以救津液，宜大承气汤。"从而阐明本条原为少阴病，因正虚邪盛传变急速为阳明里实热的大承气汤方证。

四、要认识《伤寒论》理论，必先认识症状反应

经方的主要特点，是根据人体患病后反映出的症状来认识疾病的发病规律及总结治疗方法，进而总结出独特的辨证论治理论，因此，认识其理论也必根据症状反应。但是，后世注家却以病因、经络、脏腑等理论解读原文，更有甚者，认为"伤寒是伤于寒（邪）""中风是伤于风""温病是伤于热"，这些注解远离了经方理论体系，越读越糊涂。胡希恕先生用一生的时间来研究《伤寒论》，对比了《内经》理论特点，同时又受巴甫洛夫学说影响，明确指出，经

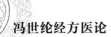

方认识疾病不是究其病因，而主要是依据症状反应，中医辨证主要是依据症状反应："中医治病，之所以辨证而不辨病，是与它的发展历史分不开的，因为古代既没有进步科学的依据，又没有精良器械的利用，只能根据患病人体的症状反应，探索治病的方法经验。"并精辟地概括经方的辨证论治实质："在患病机体一般地规律反应的基础上，讲求一般疾病的通治方法。"这里告诉我们，读《伤寒论》时，不能用"伤于寒""伤于风""伤于热"，更不能用经络脏腑理论来理解每条条文、每个方证以及六经概念，而必以症状反应去理解。这里要注意的是，症状反应所用理论是八纲。

五、要认识《伤寒论》理论，必先认识方证

从经方发展史可知，经方最早起源于神农时代的方证。对比《伤寒论》的单方方证和《神农本草经》的药物记载，可知二者一脉相承，如《神农本草经》："甘草，味甘，平。主五脏六腑寒热邪气……金疮肿，解毒。"《伤寒论》第 311 条："少阴病二三日，咽痛者，可与甘草汤。"又如《神农本草经》："瓜蒂：味苦，寒。主治大水……咳逆上气，食诸果不消，病在胸腹中。"《金匮要略·痓湿暍》第 27 条："太阳中暍，身热疼重，而脉微弱，此以夏月伤冷水，水行皮中所致也，一物瓜蒂汤主之。"又如《金匮要略·百合狐惑阴阳毒》第 11 条："蚀于下部则咽干，苦参汤主之。"可见《神农本草经》的药物记载实质是单方方证。《汤液经》和《伤寒论》则发展为单方方证和复方方证，更发展了六经辨证理论。因此，问道《伤寒论》者，无不重视方证研究，胡希恕先生更是如此，他指出："辨方证是辨证的尖端，中医治病有无疗效，其主要关键就在于方证是否辨得正确。"

方证，不论是单方方证还是复方方证，其理论均是八纲。《伤寒论》有是证，用是方，方证相对，方证对应。日本学者吉益东洞在《方极》自序中云："夫仲景之为方也有法，方证相对也。"这里说明了方证即涵盖了方证对应、方证相应、方证相对之理，这即是八纲的理论。可知，经方的起源是八纲，发展至《伤寒论》基础理论是八纲，故解读《伤寒论》必用八纲。

（原载于《中国中医药报》2009 年 4 月 15 日第 004 版"学术与临床"）

第十六节 "伤寒"知几何(上)

中医大道至深,余誓志不懈学习,所获良多,时感认识了中医;但又常遇困惑,时感对中医真知者甚少。单"伤寒"二字的疑惑就久而未解。笔者通过反复临床,反复研读胡希恕先生遗著,窥其指明《伤寒论》是独特的、不同于《内经》的医学体系,方渐有所悟,方知其困惑是因不明中医存两个医学体系所致。今就伤寒二字进行肤浅探讨。

一、《伤寒论》非因伤寒流行而写

流传的所谓《伤寒论》自序有:"余宗族素多,向余二百,建安纪年以来,犹未十稔,其死亡者,三分有二,伤寒十居其七。感往昔之沦丧,伤横夭之莫救,乃勤求古训,博采众方,撰用《素问》《九卷》《八十一难》《阴阳大论》《胎胪药录》,并《平脉辨证》,为《伤寒论》合十六卷。"但越来越多的考证资料说明这并非仲景所写。

此序千余年来起了两大误导作用,一是误导《伤寒论》是据《内经》而写成;二是因东汉建安伤寒流行,激发张仲景起意才发奋写成《伤寒论》。历代不少人质疑该序有问题,近代杨绍伊考证序中"撰用《素问》……"以下23字是王叔和加入。

胡希恕先生集前贤之考证并结合对《伤寒论》内容的研究明确提出:"仲景书本与《内经》无关。"经方医学来自于历代的方证积累,在汉代前并已成书,《汉书·艺文志》有"《汤液经》三十二卷"记载,张仲景只是加以论广(即整理和补充),并非是因伤寒流行才突然起意一个人写成了《伤寒论》。

再者,如仔细读《伤寒论》,398条中有97条冠首伤寒,其概念、定义是第3条(赵开美本,以下同):"太阳病,或已发热,或未发热,必恶寒、体痛、呕逆、脉阴阳俱紧者,名为伤寒。"其实质是太阳表实证,无一例说是死

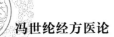

证。而序却称"其死亡者,三分有二,伤寒居其七",序与书中内容明显有差别,很显然写序者与写书者不是一人!

许多考证资料已说明,经方的起源和发展并非始于东汉,"汤液本方技之学,经络脏腑为针灸家言"已成共识。因此,晋·皇甫谧《甲乙经·序》:"伊尹以元圣之才,撰用《神农本草》以为《汤液》,汉张仲景论广汤液为十数卷,用之多验。"林亿在宋刻《伤寒论》序也有"是仲景本伊尹之法,伊尹本神农之经"的记载,即《伤寒论》属经方医学体系,是不同于《内经》的医学体系。

通过文献及考古考证,经方起源于上古神农时代,起始即用八纲认识疾病和药物,即有什么样的证,用什么药治疗有效,积累了疾病的证药对应经验,即单方方证经验,其代表著作为《神农本草经》。

此后,方证经验代代相传,但疾病复杂多变,古人渐渐发现,有的病只用一味方药治疗不力,渐渐摸索了两味、三味……复方药治疗,这就积累了复方方证经验,其代表著作为《汤液经》,该书相传是商代伊尹所著,考无确据。但从传承来讲,其与《神农本草经》一样,上继神农,下承夏商,复方方证经验积成于这个时代,其文字记载成书完善于汉代,因有《汤液经》三十二卷记载。值得注意的是,《汉书·艺文志》记载的经方所用理论仍是八纲。

历经几代、几十代单复方证经验的积累,促进了对理论的认识和发展。据《汉书·艺文志》的记载,经方发展至汉代主要理论是用八纲,病位只有表和里,而经张仲景论广的《汤液经》出现了重大变化,即病位增加了半表半里,因而使八纲辨证发展为六经辨证。须要说明的是,经张仲景论广的《汤液经》未在民间流传,至西晋王叔和整理部分内容,改名为《伤寒论》又称《伤寒论》。简言之,经方起源于上古神农时代用方证治病的经验总结,其基础理论是八纲,即以八纲辨证,以八纲认药,求得方药对应而治愈疾病,其代表著作是《神农本草经》《汤液经》《伤寒论》。这里是说,《伤寒论》著成是经方历代用方证治病的经验总结,并非流传的《伤寒论》自序所称:是因建安时期的"伤寒"流行。

二、《伤寒论》书名之惑

前已说明，经方是历代用方证治病的经验总结，不是专论治伤寒者，起名《伤寒论》有悖经方常理。

张仲景在世时无《伤寒论》书名，考《汉书·艺文志》有"《汤液经》三十二卷"记载，而无《伤寒论》书名，后汉书亦无《伤寒论》记载，是说汉代尚未见《伤寒论》书名。一些考证资料更证实，张仲景在世时未曾用《伤寒论》当作书名，如皇甫谧出生时张仲景尚在世，可以说是对张仲景最知情者，其在《甲乙经·序》云："伊尹以元圣之才，撰用《神农本草》以为《汤液》，汉张仲景论广汤液为十数卷，用之多验。"称其书为"论广汤液"，中国古代无现代专以标明书名的符号，只能从字词涵义来分析判定，"论广汤液"或许即其书名。清·姚振宗在《汉书·艺文志条理》记有《汤液经》三十二卷下云："按后汉张机仲景取是书论次为十数卷。"又在《张仲景方十五卷》下注："按王应麟《汉书·艺文志考证》引皇甫谧曰：仲景论广《伊尹汤液》为十数卷，按汉志经方家有《汤液经》三十二卷，仲景论定者，盖即是书。"对此，民国时期杨绍伊有较详论述："据士安言，则仲景前尚有任（伊）圣创作之《汤液经》。仲景书本为广汤液论，乃就《汤液经》而论广之者。《汤液经》初无十数卷，仲景广之为十数卷，故云《论广汤液》为十数卷，非全十数卷尽出其手也。兹再即士安语而详之，夫仲景书，既称为《论广汤液》，是其所作，必为本平生经验，就任（伊）圣原经，依其篇节，广其未尽；据其义法，著其变通。所论广者，必即以之附于伊经各条之后。必非自为统纪，别立科门，而各自成书。以各自为书，非惟不得云'广'，且亦难见则柯，势又必将全经义法，重为敷说。而仲景书中，从未见称引一语，知是就《汤液经》而广附之者。"这里的记载，是说张仲景写书并不是从无到有，而是在《汤液经》的基础上整理补充，同时说明了所写之书未称《伤寒论》，而称《论广汤液》。

杨绍伊《考次伊尹汤液经序》中谓："叔和撰次惟据《胎胪药录》《平脉辨证》二书，广论原本殆未之见。"不但证实了王叔和一生曾三次整理仲景著作，但未见张仲景原著，更证实张仲景未曾用《伤寒论》名。叔和之所以未得见广论原本者，其故孙思邈已言之，《千金方》云："江南诸师秘仲景要方不

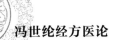

传，此语即道明所以未得见之故。夫以生于西晋之王叔和，去建安之年未久，且犹未得见原书，足征仲景广论遭此一秘，始终未传于世而遂亡，幸有《胎胪药录》纪其梗概，此孤危欲绝之《汤液经》论赖之以弗坠，此其功自不在高堂生、伏生下。据其篇中载有广论之文，知为出自仲景亲授，名《胎胪药录》者，胎，始也；胪，传也，意殆谓为广论始传之书也。"由此可知，王叔和三撰仲景书时，只见到仲景的《胎胪药录》，而未见《论广汤液》，更未见《伤寒论》书名。

（原载于《中国中医药报》2013 年 3 月 22 日第 004 版"学术与临床"）

第十七节 "伤寒"知几何（下）

一、《伤寒论》文题不符

山东中医药大学李心机教授认为，学习《伤寒论》的主要方法是用心读原文，这是研究经方的宝贵心得。凡读懂《伤寒论》者、凡有一定文学知识者皆能发现：《伤寒论》文题不符，即全书是讲六经辨证和方证，伤寒只是表证之一，书中大部分内容不但论治表证，而且论治里证、半表半里证；不但论治伤寒，而且论治中风；不但论治急性病，也论治慢性病；不但论治外感，而且论治内伤杂病；不但论治内科病，亦广泛论治外科、妇科、儿科等病，显然把书名称为《伤寒论》不合适，不符合仲景本意。

在此只举例书中几条即可知。如《伤寒论》第 3 条："太阳病，或已发热，或未发热，必恶寒、体痛、呕逆、脉阴阳俱紧者，名为伤寒。"这是说经方、张仲景所称之伤寒，是判定伤寒的主要概念和标准。这明确了伤寒是太阳病表阳证中以"或已发热，或未发热，必恶寒、体痛、呕逆、脉阴阳俱紧"为特点的证，它与中风一样是太阳病常见的表证，因中风症见汗出、恶风、脉浮缓，伤寒症见恶寒、无汗、脉浮紧故应区别对待。

这里须注意，伤寒二字及伤寒证在经方、汤液早已出现，因它是经方医学最早遇到、经验最多的证。仲景书中 398 条有 97 条以伤寒冠首，即超过四分之一条文以伤寒冠首。不过还要注意的是，有许多条文不以伤寒冠首也是在讲伤寒证。如第 31 条："太阳病，项背强几几、无汗、恶风，葛根汤主之。"第 32 条："太阳与阳明合病者，必自下利，葛根汤主之。"皆符合第 3 条的判定标准，都在论述伤寒。

虽然，第 3 条对伤寒的定义、概念，适用于全书各条文，用其理解全书有关条文皆可相融相通。不过这不能成为以《伤寒论》为书名的理由，因为，中风在临床、在仲景书中与伤寒同样多见，甚至书中论述中风的条文比伤寒还多，故以《伤寒论》或《中风论》为书名，皆不合经方本意，与《汤液经》内容实质不相符。因仲景书是总结、论述经方的六经辨证理论和诸多方证，伤寒只是太阳病诸多病证之一，以《伤寒论》为名不能涵盖六经证及各个方证，因此仲景论广汤液时绝不会以《伤寒论》命名。

由于《伤寒论》文题不符，给人们带来很多困惑，故有人把伤寒释为"伤邪"，有人把伤寒释为广义和狭义，试图附会其说，更添迷惑。笔者认为问题的关键是文题不符、理论体系的混同，因此，书名正是王叔和以《内经》释《伤寒论》的真实写照，是"家乘中不系祖祢而谱牒东邻"的结果。

二、《伤寒论》书名始于王叔和

杨绍伊的考证认为，王叔和整理仲景遗著时，未见张仲景论广的《汤液经》原本，主要依据了《胎胪药录》《平脉辨证》二书，经三次整理始定名为《伤寒论》。

对此有三点可证，一是《伤寒论》原序有："撰用《素问》《九卷》《八十一难》《阴阳大论》《胎胪药录》并《平脉辨证》为《伤寒卒病论》。"而杨绍伊、钱超尘、李茂如等专家考证，证实此段文字是王叔和加入，最早出现的《伤寒论》书名，出自王叔和之手。

二是王叔和除三撰《伤寒论》外，还撰《脉经》10 卷，此书集汉代以前脉学之大成，也选撰了不少经方、汤液内容，选取《内经》《难经》以及张仲

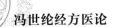

景、华佗等有关论述分门别类。全书分述三部九候、寸口脉、二十四脉、脉法、伤寒、热病、杂病、妇儿病证的脉证治疗等。相反《汤液经》是不分伤寒、杂病的，"伤寒""杂病"首见于王叔和的《脉经》，这与仲景《论广汤液》分为伤寒、杂病一脉相承。三是杨绍伊谓："虽然叔和之学非出自仲景，然于仲景书致力颇勤。"这是王叔和为仲景书起名的主要索引。王叔和于仲景书曾撰次三次，遗论、余论亦撰次两次，并力争不混入《内经》内容，但因受《难经》"伤寒有五"的影响，故在为仲景论著标注书名时，难免把《内经》《难经》的伤寒与仲景论广的伤寒等同。这样把有关"三阴三阳"及"诸可与不可"的内容集在一起，定名为《伤寒论》；把认为属杂病的内容集在一起，定名为《金匮要略》，又把两者合在一起称《伤寒论》。对此，王叔和在《伤寒论》序中已标明。

总之，众多的考证说明：汉代无《伤寒论》书名，而是王叔和所起用。经方与医经的伤寒概念不同，伤寒在经方与医经中（《内经》《难经》）概念明显不同，《内经》《难经》主要以病因立论，如"冬时严寒，万类深藏，君子周密，则不伤于寒，触冒之者，则名伤寒耳""凡有触冒霜露，体中寒即病者，谓之伤寒也"，由于是从病因立论，伤于寒后成热病，故《难经·五十八难》称"伤寒有五，有中风，有伤寒，有湿温，有热病，有温病，其所苦各不同"，即把热性病统称为伤寒。这显然与《伤寒论》的伤寒概念不同。

但成无己在注解《伤寒论》第3条时亦以病因作解："经曰：凡伤于寒，则为热病，为寒气客于经中，阳经怫结而成热也。"因其是以病因注解经方第一人，对后世影响深远，由于他把《伤寒论》的伤寒解释为伤于寒，亦造成混乱。

因此，李心机指出："尽管业内的人士都在说着《伤寒论》，但是未必都认真地读过和读懂《伤寒论》，这是因为《伤寒论》研究史上的误读传统。"

而经方的概念是人患病后，不论是急性病还是慢性病，症状反应在表的阳热实证（其概念、定义即是《伤寒论》第3条所述，是太阳病常见的表实证），是与太阳中风表虚证相对的证。这是人体初患病、正气旺，有能力与外邪抗争，有可能驱邪出表而自愈。如不能自愈，可用药辅助驱邪出表，即发汗解表。

因此，经方伤寒的概念，是人患病后症状反应在表的表实证，无论是急性病或是慢性病，不论是传染病和内伤杂病，均是患病后症状反应在表的实证。其证的特点是正气旺盛，抗病力强，多有自愈倾向，或辅以解表药发汗可愈。其不愈传里或半表半里亦不致于死，即经方理论对疾病规律的观察。

而《伤寒论》六经实质表证轻、里证重，人之死，不会死于表证伤寒，而多死于里证。亦可知伤寒论序称"建安纪年以来，犹未十稔，其死亡者，三分有二，伤寒十居其七"，不是经方家言。

从上可知，伤寒二字是中医两大理论体系常见的病证名，由于理论体系的不同，其概念、定义有明显不同。即《内经》《难经》是以病因论，多谓伤寒是伤于寒而成热病；经方的伤寒是以症状反应论，仅指在表的太阳表实证。

明于此，如能区别对待，不再混淆概念，既可读懂《伤寒论》，亦可读懂《内经》《难经》，寒温之争自然消除。以上仅是个人读书的一点体会。当否，望同道共讨之。

（原载于《中国中医药报》2013 年 3 月 25 日第 004 版"学术与临床"）

第十八节　须用经方理论解读《伤寒论》（上）

咽中干、烦躁，明明是阴虚生热，为何用甘草干姜汤治疗？治疗又用桂枝汤、又用甘草干姜汤、又用承气汤、又用四逆汤，这条到底是什么证？不少医者常对《伤寒论》第29条提出质疑。笔者也曾对本条文理解不透，经反复学习、反复思考，始悟胡希恕先生"不将仲景书始终理会先后合参，但随文敷衍故彼此矛盾黑白不辨"训诫中"始终理会"的深刻内涵，认识到读仲景书不但要前后参照解读，而且更要用经方理论来解读。

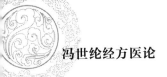

一、《伤寒论》六经不同于《内经》六经

欲读懂第 29 条，首先要明确《伤寒论》是经方医学理论体系，是以方证理论治病的医药学体系，其主要理论六经，不同于《内经》的六经。

对此前贤已有很多论述，如章太炎谓："按《伤寒》太阳等六篇，并不加经字，犹曰：太阳部、阳明部耳。柯氏《论翼》谓：'经为径界。'然仲景本未直用经字……《伤寒论》六经传变是病位传变，并非王叔和强引《内经》一日传一经之说。"岳美中谓："重读张仲景的《伤寒论》《金匮要略》，见其察证候而罕言病理，出方剂而不言药性，准当前之象征，投药石以祛疾，直逼实验科学的堂奥。《伤寒论》所论六经与《内经》迥异，强合一起只会越讲越糊涂，于读书临证毫无益处。"胡希恕先生谓："《伤寒论》的六经与《内经》无关，六经来自八纲。"

此外，《伤寒论》和《内经》的许多病证概念、术语的内涵不同，如《内经》的伤寒谓"伤于寒"，中风谓"中于风"，是以病因而论。而《伤寒论》的伤寒是"太阳病，或已发热，或未发热，必恶寒体痛、呕逆、脉阴阳俱紧者"，中风是"太阳病，发热、汗出、恶风、脉缓者"，即以症状反应而论。更有不少理念、术语是《内经》所没有的，如"半表半里""阳""阳气""阳微结"等。这里要特别说明的是，《伤寒论》中多处出现这些概念，如第 27 条的"此无阳也"；第 29 条的"以复其阳"；第 30 条的"亡阳故也"；第 46 条的"阳气重"；第 147 条的"阳微结"，后世注家在注解有关条文时，以《内经》概念附会，造成了混乱，就如岳美中所说"强合一起只会越讲越糊涂"，读不懂有关条文，第 29 条是典型代表之一。

胡希恕先生以"始终理会"读《伤寒论》，终于悟出这些理念、术语是经方独有的理论概念，即经方的阳、阳气是指津液、体液、气血、精气。理解这一点，再读第 29 条及诸条就较容易了。

二、要用经方理论分析《伤寒论》原文

对第 29 条的解读，先要明了条文大意、原文结构，继而用经方理论分析

原文的实质。第 29 条原文："伤寒脉浮，自汗出，小便数，心烦，微恶寒，脚挛急，反与桂枝欲攻其表，此误也。得之便厥、咽中干、烦躁吐逆者，作甘草干姜汤与之，以复其阳。若厥欲足温者，更作芍药甘草汤与之，其脚即伸；若胃气不和谵语者，少与调胃承气汤；若重发汗，复加烧针者，四逆汤主之。"

本条是论述太阳病治疗后出现的变证，是临床急性病或慢性病常遇到的问题。再具进一步分析，是使用桂枝汤不恰当的病案记录，亦可以说是对误治病案的经验总结。读懂这个医案，除了具备前述经方理论概念外，还要联系《伤寒论》前后有关条文。首先看本文所述主证："伤寒脉浮，自汗出，小便数，心烦，微恶寒，脚挛急。"这是本条论述的主要证候，理解其实质、特点，必须参考前第 2 条、第 3 条、第 12 条、第 16 条、第 20 条、第 27 条、第 28 条等条文。即本条冠首为伤寒，但后接述"自汗出"，根据前已述伤寒无自汗出，中风才有自汗出，故本条主证当是中风之变证、类证。对中风治疗，前第 12 条已说明用桂枝汤。桂枝汤是发汗止汗的方药，亦称调和荣卫法代表方，胡希恕先生还特别引用《内经·素问·评热病论》的"阴阳交"来说明温中养胃生津液、扶正祛邪解热、发汗止汗之理，很值得参考。这里要强调的是，桂枝汤发汗力虽不大，但《伤寒论》在论述其适应证和煎服方法、注意事项时，有详细地记载和论述，如第 12 条在讲解桂枝汤的煎服法时，嘱"微火煮取三升，去滓，适寒温，服一升"。即一剂药只服其三分之一，唯恐服量大，使大汗出造成坏病，强调发汗要恰到好处，即"遍身微似有汗者益佳，不可令如水流离"。如果发汗太过，不但病不解反使病情加重成坏病，如第 20 条所述"太阳病，发汗，遂漏不止，其人恶风，小便难，四肢微急，难以屈伸者，桂枝加附子汤主之"，是说因发汗太过，由太阳病变成了少阴病。并强调桂枝汤证合并了水饮，治疗时如仍单用桂枝汤发汗，则不但表不解，而使病情加重。如第 28 条："服桂枝汤，或下之仍头项强痛，翕翕发热，无汗、心下满微痛、小便不利者，桂枝去桂加茯苓白术汤主之。"综上所述，再联系第 30 条所说"病形象桂枝"之句，可知本条的主证似是桂枝汤证，而又见"小便数、心烦、脚挛急"，实是桂枝汤变证的外邪里饮兼津液伤之证。太阳中风证合并里饮，单用桂枝汤发汗则病不愈，在《伤寒论》有多处论述，第 28 条已示其例，第 65 条："发汗后，其人脐下悸者，欲作奔豚，茯苓桂枝甘草大枣汤主之。"又是一再说明外邪里饮证只发汗不但表不解，还会激动里饮造成奔豚证。这样前后联

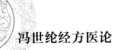

系《伤寒论》有关原文，并以经方原有理论来解读第 29 条，就易于理解了。

（原载于《中国中医药报》2012 年 1 月 4 日第 004 版"学术与临床"）

第十九节　须用经方理论解读《伤寒论》（下）

伤寒论第 29 条"伤寒脉浮、自汗出……微恶寒"，为桂枝汤证，但见"小便数"，知为合并里饮证；又见"心烦……脚挛急"，为津液伤而里热显，故所述为外邪里饮津虚生热证，六经辨证属太阳太阴阳明合病证，不是单纯的桂枝汤方证，用桂枝汤治疗当然是非常错误的，故用一"反"字以传其神，强调"反与桂枝汤，欲攻其表，此误也"，以让后人牢记其教训。

"此误也"，以下的文字，是论述误治后出现的不同证，而选用不同的方药治疗，共列举了四种情况：第一种情况，是说误治后呈现太阴里虚寒的甘草干姜汤方证，症见"得之便厥、咽中干、烦躁吐逆者"，是因本来已津虚夹饮，发汗不但津更伤，而且激动里饮，而致津液虚极而呈太阴里虚寒夹饮证（注意不是阴虚生热概念），因见四肢厥逆，咽中干、烦躁吐逆，故宜用甘草干姜汤温中生津液祛寒饮，所谓以复其阳者，是温中生津液、精气，是经方特有的理念。第二种情况，是说误治后呈现阳明太阴合病的芍药甘草汤方证。文中只述"厥愈足温者，更作芍药甘草汤与之"，未写明具体证，但后有其脚即伸，可知是针对脚挛急的。又从前后文看，此是说服了甘草干姜汤后厥愈足温，才服用芍药甘草汤。实际临床不仅限于此，芍药甘草汤适宜治疗津血虚之脚、腨、腹肌挛急，只要见是证，即可用是方。第三种情况，是说误治后津液伤而呈现阳明里证的调胃承气汤方证。原文仅述"胃不和谵语者"，是主示阳明里实热影响到神志，故以调胃承气汤攻下，里实热而解。第四种情况，是说本已误治，如再加上大发汗、火攻，使津液伤耗比甘草干姜汤证更严重，而呈现太阴里虚寒重证的四逆汤方证，则用四逆汤治疗。通读全文，可知本条是贯彻第 16 条的精神，即"此为坏病，桂枝不中与之也，观其脉证，知犯何逆，随证治之"。这样分析可知，应用桂枝汤要明其适应证，辨证不准确则造成误治而成坏病。救治坏病，仍须"观其脉证，知犯何逆，随证治之"，即先辨六经，继辨方证，求得方证对应而治愈疾病。

（原载于《中国中医药报》2012 年 1 月 5 日第 004 版"学术与临床"）

第四章　半表半里论

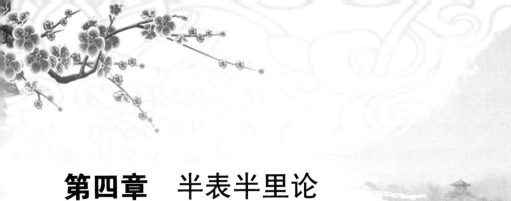

第一节　《伤寒论》半表半里探究

半表半里，是当今中医界的日常用语，但如同六经、三阴三阳一样，其实质未取得共识，因此争论不休，莫衷一是，有些人甚至质疑其存在和科学性。今从以下几个方面探讨半表半里的发展。

一、半表半里是经方独有的理论概念

《内经》中找不到半表半里的理念和称谓，和《伤寒论》中的六经、三阴三阳一样，半表半里是经方独有的理论概念，是六经构成的重要病位理念。

自王叔和、成无己以《内经》释《伤寒论》，对解读《伤寒论》形成了不良影响，使后世医家走了不少弯路。不过，经几代人多方考证、研究渐渐拨开其迷雾、探明其实质。杨绍伊考证《伤寒论》序中的"撰用《素问》《九卷》《八十一难》《阴阳大论》《胎胪药录》并《平脉辨证》"23字为王叔和加入，反证了张仲景不是依据《内经》撰写的《伤寒论》;《针灸甲乙经序》曾说:"伊尹以亚圣之才，撰用《神农本草经》以为《汤液》……仲景论广《汤液》为数十卷。"文献证实，《伤寒论》源自于《汤液经》。经方大师胡希恕先生通过研

究《伤寒论》的内容，明确指出："《伤寒论》六经本与《内经》无关，六经来自八纲。"指明了经方的六经是独特的辨证论治理论体系。这样自然明白，半表半里是六经组成之一，半表半里理念在《内经》未出现，正是告诉我们其是经方独有的理念。

二、半表半里的形成史

半表半里最早见于《伤寒论》，其出现后，标志了六经辨证论治体系的形成。《伤寒论》主要内容来源于《汤液经》，现今已形成共识。杨绍伊以"张仲景论广汤液为十数卷"为据，又以文字特点考证，据"与商书商颂形貌即相近，其方质廉厉之气比东汉之逸靡、西京之宏肆、秦书之谯谯、周书之谔谔"，认为《汤液经》出自殷商，张仲景据此论广为《伤寒论》，故原文一字无遗存在于《伤寒论》中。对比《汤液经》和《伤寒论》可看出，《伤寒论》中才出现了半表半里理念。《汉书·艺文志·方技略》记载："经方者，本草石之寒温，量疾病之浅深，假药味之滋，因气感之宜，辨五苦六辛，致水火之齐，以通闭解结，反之于平。及失其宜者，以热益热，以寒增寒，精气内伤，不见于外，是所独失也。"这是历史学家描绘的经方特点，即用药物的寒热温凉阴阳属性，来应对疾病的浅、深（表、里）、寒、热、虚、实，调解人体的阴阳平衡，以八纲理论指导治病。这里要注意的是，当时的经方用八纲，病位概念只是浅、深（表、里），无半表半里。

把《伤寒论》（宋·赵开美本）与《金匮玉函经》《注解伤寒论》等版本进行对比，可发现后者有"辨不可发汗病""辨可发汗病""辨发汗后病""辨不可吐""辨可吐""辨不可下病""辨可下病""辨发汗吐下后病"等篇章，通过考证及临床研究，这不是简单地编写问题，而正是标明了经方发展史。众所周知，发汗用于表证，吐、下用于里证，这里没有《伤寒论》所论述的和法，可知汉代以前对疾病的认识，即疾病初期证在表，不愈则入里。在表用发汗治疗，不愈入里用吐、下治疗，一直延续到东汉。从《伤寒论》中可看到：这种只有表、里概念指导临床，产生了很多的经验教训，疾病有在表者，有在里者，还有不在表亦不在里，而在表、里之间即半表半里者，治不能用汗法，亦不能用吐下，只能用和法，这就是长期的临床实践产生了半表半里理念。

三、《伤寒论》凸显半表半里理念

半表半里出现于《伤寒论》不是偶然。成无己有幸见证半表半里的出现，在其《注解伤寒论》中23次引用这一概念，惜受王叔和影响以《内经》释《伤寒论》，把半表半里认作脏腑经络胆，因此不能认识半表半里的实质，更不能认识六经的实质。

仔细读《伤寒论》全文可知，《伤寒论》凸显了半表半里的论述和治疗，如第148条："伤寒五六日，头汗出、微恶寒、手足冷、心下满、口不欲食、大便硬、脉细者，此为阳微结，必有表，复有里也。脉沉，亦在里也。汗出为阳微结，假令纯阴结，不得复有外证，悉入在里，此为半在里半在外也。"这是经方发展史上首先总结出病在半表半里者。更值得注意的是，杨绍伊把这一条列为仲景论广（低一格写），是《汤液经》中所无，这就证明了《伤寒论》与《汤液经》最主要不同：即是《伤寒论》增加了半表半里理念，并标明了在此病位上尚有阳证（少阳）、阴证（厥阴）两类证。也就说明，《汤液经》用八纲辨证，《伤寒论》用六经辨证，发展至六经辨证，其关键是增加了半表半里的概念，因此，半表半里是经方特有的病位理念，是六经辨证论治体系的重要科学内涵。

由以上可知，半表半里是经方医学发展过程中，出现的病位理念，应当注意的是，这个病位理念与六经理念一样，是人患病后出现的症状反应理念，它出现在东汉，是形成六经辨证的关键。六经来自八纲，半表半里亦来自八纲，半表半里病位的出现而形成了六经。

（原载于《中国医药学报》2007年第12月24日第005版"学术"）

第二节　半表半里最初出现于《伤寒论》

编者按： 在国际（中日韩）经方学术会议上，日本的松冈尚则博士发表了《东洋医学术语中的表、外、里、内、中》一文，胡希恕名家研究室冯世纶教授就该文的考证内容，探讨了"半表半里"概念的形成，认为"半表半里"最早出现于《伤寒论》，而且成熟于《伤寒论》，时代应属东汉。

对于半表半里是谁先提出、最早见于何处，历来争议不断，多数人认为是成无己先提出，理由是《伤寒论》记载是"此为半在里半在外也"，而成无己明确提出"半表半里"。即"半在里半在外"，和"半表半里"不是同一词义。但也有的人提出成无己所称半表半里是错误的："张仲景本无半表半里证之说，《伤寒论》第148条有'此为半在里半在外也'一句，成无己《注解伤寒论》提出了半表半里一语，实为误解。"松冈的考证结论明确指出："东洋医学将外和表，经常作为具有同样意义的词语被使用，而且'内''中''里'亦同样被看作同义词。文献表明，主持校正的林亿等，几乎不加区别地将此类词语皆作为同义词处理。"因此，松冈的考证说明了《伤寒论》第148条所记载的"半在里半在外也"即是半表半里之意，即半表半里最初出现于《伤寒论》。当然，半表半里是否出现于《伤寒论》更要看《伤寒论》的主要内容。

首先要明确，《伤寒论》的基础理论是八纲，即寒、热、虚、实、阴、阳、表、里八者，前边的寒、热、虚、实、阴、阳六者，标明了疾病的病情病性，后边的表、里二者，标明了疾病的病位。一些考证资料说明，如《汉书·艺文志·方技略》记载："经方者，本草石之寒温，量疾病之浅深。"浅深亦是表里、内外的同义词，即汉以前用八纲辨证，病位概念只有表和里，尚没有六经辨证理论。经方应用方证对应理论的发展，至汉代产生了六经辨证理论体系，因此，胡希恕先生明确提出"《伤寒论》的六经来自八纲"。反复读《伤寒论》可知，半表半里是产生六经的关键。考证《神农本草经》《汉书·艺文志》

《伤寒论》可见确切轨迹。半表半里概念仍是八纲病位概念，是表和里的衍生概念，产生于《伤寒论》，如第97条"血弱气尽，腠理开，邪气因入，与正气相搏，结于胁下"，是说病不在表，往里传，但不是里；第147条"伤寒五六日，已发汗而复下之，胸胁满，（阳）微结，小便不利，渴而不呕，但头汗出，往来寒热，心烦者，此为未解也，柴胡桂枝干姜汤主之"。发汗表当解，攻下里当解，这里的"此为未解也"是说伤寒表证，治用发汗，表证当解，病不愈入里，用下法治疗里证当解，即病已无表证和里证，今"此为未解也"，已注意到证不解不在表、不在里，在哪里呢？经过历代经方家不断临床观察、不断总结经验，终于认识到人体患病后，疾病所出现的病位，不但有在表者，有在里者，还有很多在两者之间者，即半表半里者，此即记载于第148条："伤寒五六日，头汗出，微恶寒，手足冷，心下满，口不欲食，大便硬，脉细者，此为阳微结。必有表，复有里也……此为半在里半在外也。"即认识到具有这些特点的证其病位为半表半里。

本来外和表，内和中、里是同义词，半在里半在外与半表半里同义，实指半表半里，但为什么历来有一些人不认为有半表半里呢？原因是如果以《内经》的六经释《伤寒论》，那么半表半里的概念是模糊的、混乱不清的，或者根本不存在。如以六经来自八纲的理论为指导解读《伤寒论》，则很容易看到《伤寒论》中有许多半表半里的条文、内容。仔细读这些条文，可知汉代经方家从应用方证对应实践中，先认识到病在表不解，多传于里，渐渐又认识到病在表不解，尚有不少由表传于半表半里者，这是与汉代以前的经方家认识的主要不同，即汉代以前《神农本草经》《汤液经》的病位概念只有表和里，发展至东汉，由于应用方证对应的经验而体会到病位还有半表半里者。关于半表半里出现在何时、谁先提出的问题，松冈的考证已很明确，尽在《伤寒论》中。有关于此，杨绍伊以特殊考证认为《汤液经》原书已失传，但它的内容却一字无遗地保存于《伤寒论》中，因此他于1948年出版的《伊尹汤液经》一书，分列了《汤液经》原文和张仲景及其弟子论广加入的条文，凡属《汤液经》原文者顶格写，凡属张仲景亲自加入的条文低一格写，凡属张仲景弟子加入的条文低两格写。虽然他这种考证方法有待商榷，同时从全书的内容看，杨绍伊对半表半里认识并不明确，但正因为如此，则更客观地说明了有关半表半里的条文皆属于仲景及其弟子加入，如第265条"伤寒脉弦细、头痛发热者，属少阳。少阳不可发汗，发汗则谵语，此属胃，胃和则愈，胃不和烦而悸"，第 269 条 "伤寒六七日，无大热，其人躁烦者，此为阳去入阴故也"及前述第 147 条和第 148 条等皆属仲景加入条文。而第 97 条等条文为仲景弟子加入条文。从中可看出，以上有关半表半里诸条文，在汉代以前的《汤液经》中尚无记载，恰是张仲景及其弟子论广后加入的（《解读伊尹汤液经》），而且详细记载了半表半里的证候特点，以及半表半里的治疗原则和具体方证。

（原载于《中国中医药报》2011 年 7 月 20 日第 004 版"学术与临床"）

第三节　半表半里衍生于八纲

有人认为"半表半里难以从属于八纲"（见《中国中医药报》2006 年 7 月 26 日 "《伤寒论》六经辨证是辨病辨证辨症结合的有机体系"一文），那么它从属于何者？从何而来？其概念是什么？这对于理解仲景医学特点乃至六经实质甚关重要。

一、东汉前医籍无记载

现存的《内经》及东汉前医籍皆无半表半里一词及类似的概念（恕笔者读书少未读到），只见表和里的概念。如《汉书·艺文志·方技略》记载："医经七家……医经者，原人血脉、经落（络）、骨髓、阴阳、表里，以起百病之本，死生之分；而用度箴、石、汤、火所施，调百药齐和之所宜。""经方十一家……经方者，本草石之寒温，量疾病之浅深，假药味之滋，因气感之宜，辨五苦六辛，致水火之齐，以通闭解结，反之于平。"古人对疾病的认识概念，一般谓病初病轻在表，久病、重病多入里，即对病位的概念只有表里、浅深。

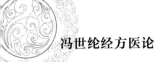

二、近代辞书有异议

何谓半表半里？普通字典没有这一名词，一些大型词典收录了该词，如《辞海》1979 年版谓："半表半里：中医学名词，指病邪介于表里之间，出现寒热往来（即恶寒和发热交替发作）、胸胁胀痛、心烦等症，《伤寒论》中的少阳病即为半表半里证。"《辞海》1999 年版作修改谓："半表半里：中医学名词，指病邪介于表里之间的病证，可见寒热往来（即恶寒和发热交替发作）、胸胁胀满、心烦等症，如《伤寒论》中的少阳病。此外，《温疫论》中的邪在膜原，亦称半表半里证。"《中医名词辞典》（陈西河著，五洲出版社，1985 年版）谓："半表半里：是指少阳经处在太阳表的一半，阳明里的一半，是表入里，里出表的门户，所以叫半表半里。"《实用医学词典》（中国医科大学，人民卫生出版社，1990 年版）谓："半表半里：中医八纲辨证之一，病变部位既不在表，又不在里，而介于表里之间的证候，例如少阳病在三阳来说，已离开太阳之表，但又未入阳明之里，出现寒热往来、胸胁苦满、心烦作呕、不欲饮食、口苦、咽干、目眩等。"由以上可知，人们对半表半里的解释有三，以经络解释，半表半里为少阳经出表入里的门户；以特定病位解释，半表半里为膜原；以八纲解释，半表半里为表之里、里之外的病位。

三、半表半里首现《伤寒论》

《伤寒论》第 148 条："伤寒五六日，头汗出、微恶寒、手足冷、心下满、口不欲食、大便硬、脉细者，此为阳微结，必有表，复有里也；脉沉亦在里也，汗出为阳微。假令纯阴结，不得复有外证，悉入在里，此为半在里半在外（表）也。脉虽沉紧，不得为少阴病，所以然者，阴不得有汗，今头汗出，故知非少阴也，可与小柴胡汤。"本条指本是伤寒，经过五六天，见头汗出、微恶寒、手足冷、心下满、口不欲食、大便硬、脉细，这是因津液虚损后，表现类似少阴表证而实则邪不在表，已传入半表半里阳证的少阳病。这就是说，是张仲景首先提出了半表半里理念。

四、《伤寒论》半表半里的概念

《伤寒论》第 97 条："血弱、气尽、腠理开，邪气因入，与正气相搏，结于胁下，正邪分争，往来寒热，休作有时，嘿嘿不欲饮食，脏腑相连，其痛必下，邪高痛下，故使呕也，小柴胡汤主之。"即是说疾病初患，其症状反应在表，经过四五天后（不论是正确或错误的治疗，或未治疗），由于正气、津液虚损，使血弱气尽腠理开，正气退居表之内，邪气乘机而入于表之内，但尚未入于人体之里，这种处于表之内、里之外的病位，即半表半里病位。正邪相搏，结于胁下，从而导致胸胁苦满、往来寒热、不欲饮食、口苦、咽干、目眩等症。值得注意的是，脏腑相连，其痛必下者，是说胁下之处，脏腑相连，邪结于此，势必涉及肠胃，而痛于下。邪高痛下，故使呕也者，是说邪在上，波及于下，影响于胃致胃气上逆而呕。张仲景所指的半表半里病位不是少阳或其他某一脏腑或某一经络，而是泛指表之内里之外广阔的胸腹腔间，它包括了许多脏腑，因谓脏腑相连。也就是说，张仲景所说半表半里的概念，是指人患病后症状反应于表和里之间的广阔部位。

五、半表半里衍生于八纲

《伤寒论》主要方证来源于《汤液经》，两书最大的不同，是《汤液经》主用八纲辨证（尚有脏腑辨证），而《伤寒论》主用六经辨证。不言而喻，六经是由八纲发展而来，其中最重要的证明莫过于半表半里。这就是《伤寒论》的小柴胡汤方证，来自于《汤液经》的大阴旦汤方证，两方证记述基本相同，只是小柴胡汤不再用芍药，而加用了半表半里理念，张仲景根据临床实践进行了论广。大阴旦汤去芍药变为小柴胡汤，其适应证既不在表，也不在里，而在表和里之间的方证，这样半表半里理念便自然而然地产生了。

张仲景加入了半表半里理念，是形成六经理论的关键。八纲辨证（《汤液经》）只有辨寒热虚实表里，临床有许多方证如大阴旦汤（小柴胡汤）、小阴旦汤（黄芩汤）等方证不能判定其病位，张仲景加入了半表半里理念，使临床常见方证都可归类于其对应病位（即表、里、半表半里三个病位），又据每个病

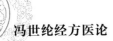
位分为阴阳两类，这样就很容易确定病位、病性，故经方大师胡希恕先生总结称："八纲辨证只具抽象，而六经乃有定型。"因而也指出:《伤寒论》的六经来自八纲，即证候反应于表者，阳证为太阳病，阴证为少阴病;证候反应于半表半里者，阳证为少阳病，阴证为厥阴病;证候反应于里者，阳证为阳明病、阴证为太阴病，此即为六经的实质。《伤寒论》的半表半里理念衍生于八纲，或称从属于八纲，正是由于张仲景于八纲辨证中加入了半表半里理念，病位由二变为三，才形成了六经辨证理论体系。也说明了《伤寒论》的六经辨证不是经络脏腑辨证，是有别于《内经》的独特辨证理论体系。

（原载于《中国中医药报》2006 年 8 月 24 日第 005 版"学术"）

第四节　半表半里概念产生于汉代

经方医学理论体系起源于上古神农时代，起初用八纲辨证，病位概念只有表和里，在漫长临床应用方证的过程中，汉代张仲景渐渐认识到病位尚有半表半里，因半表半里概念的出现而产生六经辨证，进而形成独特的六经辨证理论体系。

21 世纪初，北京中医药大学开了一个别开生面的"《伤寒论》的半表半里"学术研讨会，研讨会时间虽短，但与会者提供的资料颇丰，引人注目。尤其会议后将其整理成册出版（见《冯世纶经方临床带教实录》），供同道进一步研讨有所启迪。今重读该书，对半表半里有了进一步认识。

一、半表半里属八纲概念

胡希恕先生通过许多医史资料考证，又经反复读《伤寒论》全文，否定了《伤寒论》的六经理论来自《内经》，明确提出《伤寒论》的"六经来自八纲""其实六经即是八纲"以及"中医辨证主要是六经八纲……八纲，是指表、里、阴、阳、寒、热、虚、实而言，其实表里的中间还应有半表半里，按数来讲本来是九纲，由于言表里，即含有半表半里的意思，故习惯简称八纲"（见《胡希恕讲伤寒论》）。这里胡希恕先生指出，半表半里由表里衍生而来，明确了半表半里为八纲概念之一，与表和里同属病位概念，是经方特有的病位概念，是与经络脏腑不同的病位概念，如以经络脏腑释六经，则难以理解半表半里的实质。

二、汉代以前无半表半里概念

由众多资料可知，汉代以前经方理论用八纲，而无半表半里理念。《汉书·艺文志·方技略》记载："经方者，本草石之寒温，量疾病之浅深，假药味之滋，因气感之宜，辨五苦六辛，致水火之齐，以通闭解结，反之于平。"这是汉代对经方医学特点的描述，亦是标明汉前的经方医学是以八纲为基础理论。更值得注意的是，没有半表半里理念，这一学术特点，可由《神农本草经》和《汤液经》来证实。《汉书·艺文志·方技略》有《汤液经》三十二卷记载，同时对经方的理论特点描述为"量疾病之浅深"，即基础理论用八纲，而病位只有表和里。可惜的是，《汤液经》已失传，不过皇甫谧于《甲乙经·序》中"伊尹以元圣之才，撰用神农本草以为汤液，汉张仲景论广汤液为十数卷，用之多验"，为我们提供了考证线索；杨绍伊考证认为"《汤液经》一字未遗保存于《伤寒论》中"，并以独特的文字功夫分列出《汤液经》原文和仲景论广原文，让后人进一步探讨。使人惊叹的是，虽然杨绍伊未曾认为《伤寒论》有半表半里概念，但对比他所分出的《汤液经》原文和仲景论广原文看，恰好是仲景论广原文出现了半表半里概念。

三、汉代始现半表半里概念

胡希恕先生提出"六经来自八纲"，是分析《伤寒论》全文得出的，半表半里是产生六经的关键。半表半里是怎样产生的？产生于何时？考证《神农本草经》《汉书·艺文志》《伤寒论》，可见确切轨迹。

如前所述，我们的祖先在上古神农时代即用八纲辨药、辨方证，后历经殷、商、秦、汉，先后总结了单方方证经验、复方方证经验，其代表著作是《神农本草经》和《汤液经》，至东汉张仲景论广《汤液经》，西晋王叔和整理后始称《伤寒论》，这是我们考证半表半里出现的主要线索。

那么，半表半里始见于哪里呢？由上述可知：始见于张仲景论广《汤液经》时所著之《伤寒论》原文中。分析《伤寒论》一些具体条文可得到答案。

《伤寒论》266条："本太阳病不解，转入少阳者，胁下硬满，干呕不能食，往来寒热，尚未吐下，脉沉紧者，与小柴胡汤。"太阳为表，尚未吐下，暗示未入于里，那么转入少阳，不在表，不在里，当然为半表半里。

第97条："血弱气尽，腠理开，邪气因入，与正气相搏，结于胁下……邪气因入。"是说病邪由表往里传，未入于里，而结于胁下，病位当属半表半里。

第147条："伤寒五六日，已发汗而复下之，胸胁满，（阳）微结，小便不利，渴而不呕，但头汗出，往来寒热，心烦者，此为未解，柴胡桂枝干姜汤主之。"已发汗是说已解表，复下之是说已攻里，"此为未解"，当不是表和里未解，而是半表半里未解。

第148条："伤寒五六日，头汗出，微恶寒，手足冷，心下满，口不欲食，大便硬，脉细者，此为阳微结。必有表，复有里也，脉沉亦在里也。汗出为阳微结，假令纯阴结，不得复有外证，悉入在里，此为半在里半在外也。脉虽沉紧（细），不得为少阴病，所以然者，阴不得有汗，今头汗出，故知非少阴也。"此是因发汗复下之，伤津液甚而使病邪传变，不是传于里，而是传于半表半里。这里明确提出半表半里概念，并提出：半表半里分阴阳，阳证为少阳；不属少阴表，亦不属太阴里，而是在两者之间，那即是半表半里的阴证，即厥阴。

须要说明的是，有人谓第148条仲景提出的"半在里半在外"，原本不是半表半里之意，称为半表半里，是成无己注解先提出的，甚至说"成无己《注解伤寒论》提出了半表半里一语，实为误解"，这是以《内经》释《伤寒论》，未能理解经方六经实质的缘故。其实成无己不仅在第148条，而且在第96条、第147条等多处提出半表半里。成无己虽以《内经》注《伤寒论》，但这里用八纲注解，是因为其明白是张仲景首先提出的半表半里概念，更足证半表半里概念产生于东汉。

后世注家、经方家都认同《伤寒论》有半表半里概念，如恽铁樵、陆渊雷、陈逊斋、陈慎吾、刘渡舟、胡希恕等。当然，对于半表半里的确切概念尚有争论，如认为半表半里仅指少阳；少阳在阳明前；少阳谓在表里上下之间等。但随着考证学的发展，人们逐渐认识到"《伤寒论》所论六经与《内经》迥异，强合一起只会越讲越糊涂，于读书临证毫无益处"（见《岳美中医学文集》）。胡希恕明确提出六经来自八纲，这样半表半里概念越来越明了，渐渐认识到，半表半里是病位概念，非独指少阳，而是在此病位有阴证和阳证的不同，即半表半里阳证者为少阳，半表半里阴证者为厥阴。对此，胡希恕、恽铁樵、陈逊斋等都明确论述。

《刘渡舟伤寒临证指要》记载："当年刘渡舟老师与经方名家陈慎吾先生请教本方的运用时，陈老指出：柴胡桂枝干姜汤治疗少阳病而又兼见阴证机转者，用之最恰。"张路玉指出："小柴胡汤本阴阳二停之方，可随症之进退，加桂枝、干姜则进而从阳，若加栝楼、石膏，则进而从阴。"阴证机转是什么？从阴从阳是什么？未曾说明，实际在指明六经所属。由应用、认识小柴胡汤方证，发展至柴胡桂枝干姜汤方证，显示了我们的先辈在临床应用、认识方证的漫长过程。柴胡桂枝干姜汤方证由小柴胡汤方证发展而来，因津液伤重，由小柴胡汤方证"阴证机转"而来，正是说明，人们先认识到半表半里的阳证，后认识到半表半里阴证，即厥阴病。这一认识，是由众多经方家，经过不断临床应用方证和探讨方证所体悟到的。

（原载于《中国中医药报》2010 年 11 月 29 日第 004 版"学术与临床"》

第五节　半表半里成熟于东汉

关于"半表半里"这一术语成熟的年代，不论是从考证文献看，还是从《伤寒论》的主要内容看，半表半里是八纲的病位概念，是由病位概念表、里衍生而来。"半表半里"最早出现于《伤寒论》而且成熟于《伤寒论》，时代应属东汉。

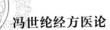

《伤寒论》不仅最早提出"半表半里",而且明确了半表半里的证候特点,如再进一步分析,可知《伤寒论》已记载对半表半里证的详细治疗,如第97条"血弱、气尽、腠理开,邪气因入,与正气相搏,结于胁下……小柴胡汤主之。服柴胡汤已,渴者属阳明,以法治之"。不但记载了小柴胡汤的具体适应证是无表证之证,亦不是在里之证,即半表半里证,同时说明,服小柴胡汤半表半里证没有了,而出现阳明病,即里阳证,则不再服小柴胡汤,而以治里阳明为法。《伤寒论》有关小柴胡汤的论述有17条之多,足以说明东汉经方对半表半里的认识已十分成熟。

更值得注意的是,《伤寒论》对半表半里的认识,还反映在半表半里,又分阳证(少阳病)和阴证(厥阴病),即"少阳之为病,口苦、咽干、目眩也";"厥阴之为病,消渴,气上撞心,心中疼热,饥而不欲食,食则吐蛔,下之利不止"。同时记载治疗少阳病的方证多达15个:小柴胡汤方证、柴胡去半夏加栝楼汤方证、柴胡桂枝汤方证、四逆散方证、泽漆汤方证、黄芩汤方证、黄芩加半夏生姜汤方证等;记载治疗厥阴病的方证亦多达15个:乌梅丸方证、柴胡桂枝干姜汤方证、黄连汤方证、半夏泻心汤方证、甘草泻心汤方证、八味肾气丸方证等。

小柴胡汤方证属半表半里,这是人们的共识。柴胡桂枝干姜汤由小柴胡汤变化而来,历代注家有所探讨,该方证的病位仍与小柴胡汤一样属半表半里。而且不少人看到了两者的不同,如《刘渡舟伤寒临证指要》:"当年刘渡舟老师与经方名家陈慎吾先生请教本方的运用时,陈老指出:柴胡桂枝干姜汤治疗少阳病而又兼见阴证机转者,用之最恰。"张路玉指出:"小柴胡汤本阴阳二停之方,可随疟之进退,加桂枝、干姜,则进而从阳,若加栝楼、石膏,则进而从阴。"但阴证机转是什么?从阴从阳是什么?未曾说明。经方大师胡希恕一语道破了其机关,在其所著《伤寒约言录》中把柴胡桂枝干姜汤放在少阳病篇讲解,并指出:伤寒五六日,为表病常传少阳之期,因已发汗而复下之,使津液大伤,使半表半里的阳证变为半表半里的阴证。可知小柴胡汤从阴,是适应治疗半表半里阳证,从阳则适应治疗半表半里阴证。也可知,阴证机转是指病位在半表半里由阳证转为阴证。

再看有关仲景的论述则更清楚,《伤寒论》第147条:"伤寒五六日,已发热而复下之,胸胁满,(阳)微结,小便不利,渴而不呕,但头汗出,往来寒热，心烦者，此为未解也，柴胡桂枝干姜汤主之。"是说伤寒五六日，虽已发汗，病不解则常转入少阳柴胡汤证，医者不详查，而又误用下法，因使邪热内陷，虽胸胁满未去，而呈现（阳）微结。汗、下、邪热皆伤津液，津液不下，故小便不利；津液虚少、热伤津致燥，故渴而不呕。气冲于上，故但头汗出。往来寒热，为邪还在半表半里。心烦，为上有热。这里的微结，是针对大陷胸汤证说的，是说此结轻微，与大陷胸汤证结如石硬为阳明证者有显著差异。此即由半表半里阳证转为半表半里阴证，呈上热下寒的柴胡桂枝干姜汤的方证。《金匮要略·疟病》："柴胡桂姜汤方治疟寒多，微有热，或但寒不热，服一剂如神效。"疟病是往来寒热为特点的疾病，柴胡桂枝干姜汤适用于寒多热少，或但寒不热之疟疾，说明该方重在温下祛寒。此二条，并未直接指明该方证六经何属，但可得知该方的主要适应证是"但寒不热"及"往来寒热，心烦"者。这里可看出该方与小柴胡汤证的相类与不同，相类者，病位相同，皆用于半表半里证；不同者，病性不同，小柴胡汤用于阳证，而柴胡桂枝干姜汤用于阴证。可知，《伤寒论》早已明确疾病有半表半里证，并进一步明确证分阴阳而为少阳病和厥阴病，对其证治记载翔实。

（原载于《中国中医药报》2011 年 7 月 21 日第 004 版"学术与临床"）